북한
무상치료제에 대한 이해

의료인력 교육과
최근 무상치료의 변화

북한 무상치료제에 대한 이해

초판 인쇄　2018년 7월 27일
초판 발행　2018년 7월 31일

지 은 이　이혜경
펴 낸 이　김재광
펴 낸 곳　솔과학
등　　록　제10-140호 1997년 2월 22일
주　　소　서울특별시 마포구 독막로 295번지 302호(염리동 삼부골든타워)
전　　화　02-714-8655
팩　　스　02-711-4656
E-mail　solkwahak@hanmail.net

I S B N　979-11-87124-42-9 (93510)

의료인력 교육과
최근 무상치료의 변화

북한
무상치료제에
대한 이해

이혜경

솔과학

남북한 통합의료를 생각하며

진갑을 넘긴 한반도의 분단!

4.27남북정상회담과 6.12북미회담의 감격은 분단사 70여년의 영토와 국민에게 큰 충격의 지각변동을 선사하였다. 분단의 아픔으로 잠들어 깨어나기를 주저하던 한반도가 오늘의 현실이 현재의 꿈이 아니기를 바라보며 흥분해하고 있다.

칠순을 훌쩍 넘긴 분단국, 분단민족 더 이상 지속되어서는 안 되는 민족지상의 과제였던 통일이 절실한 이 시점에서 우리는 머리로 통일을 인식하고 가슴으로 북녘을 담고 어루만져야 할 때가 왔다.

한 지붕아래 한 가족이었던 '우리'가 서로가 '남'으로 변하여 지금은 '너의 아픔을 함께 하기엔 부담이 너무 커'라고 외면하고 싶어하였던 둘이 아닌 하나였다. 느닷없는 지각변동 아니, 급조된 오늘날 현실 앞에 우리가 무엇을 어떻게 극복하여 방향타를 잡을 것인가?

한민족이기에 말도 하나이고 글도 하나, 풍습도 하나이고 혈통도 하나인 동일同一함이다. 이러한 한韓민족이 38선 비극의 분단 아래 남한이 세계 경제 대국 10위권 내의 초고속 압축성장을 이루어내는 반면에 북한은 90년대 후반기를 휩쓴 '고난의 행군' 쓰나미를 경험하며 식량난, 경제난으로 인해 후진국가로 전락되었다. 이로 인한 북한사회의 누수漏水 현상−탈북민은 대략 3만 명을 훌쩍 넘어섰다. 3만여의 탈북민에 의하여 남과 북의 다른 두가지 정치이념Political ideology을 재확인하였고, 동시에 멀고 다를 것이라고만 인식되었던 과학기술지식은 마냥 유사함Similar을 증명하였다.

이는 상반되는 두 체제의 정치적인 면에서의 통일보다 둘이 아닌 하나의 맥을 이루는 비정치적인 과학기술면에서의 통일의 가능성을 시사하는 바가 크다. 예를 들면 숫자위주의 수학공식이 동일하고 뉴톤Newton의 법칙과 멘델레프Mendeleyev주기율표를 비롯한 물리와 화학 등의 과학Science의 모체母體가 동일하다. 다만 이들을 활용하고 현실에 도입해 나가는 행태 즉 경제의 수준상 차이가 현존할 뿐이다.

물론 남북한의 교육시스템과 학제 커리큘럼의 경미하나 행태적인 차이가 존재하나 그렇다고 현 북한인과의 의사소통, 언어소통의 불통不通현상은 아니다.

2018년 3월 현재 통일부(http://unikorea.go.kr/unikorea)의료에 의하면 31,530명의 탈북자들이 국내에 입국하였으며 여기서 전문대 졸업자 3천여명, 대학 이상 졸업자 2천여 명으로 집계하였다. 이들 중 두 자리숫자의 의사들이 현재 국내에서 의사국가고시에 합격하여 면허를 취득하고 의료분야에서 인턴Intern과 레지던트Resident과정 중에 있거나 개업을 한 사람도 적지 않다.

뿐만 아니라 한국의 수도권에서 전前 북한출신 한의사가 운영하는 한의원만 해도 두자리 숫자에 달한다는 사실이다. 이는 탈북민이 전혀 불통된 북한 의학과학이 문제라면 있을 수 없는 현실인 것이다.

이러한 문제의식은 필자가 북한에서의 약학대학교육을 받고 남한에서의 약학대학교육을 수학하면서 더더욱 동질의식을 확고히 한 바 있다. 당면하게는 현재 약사면허를 취득하고 약업계에 종사하게 되면서 우리사회의 통일의식과 자세, 무엇이 문제인가를 절감하게 되는 바이다.

그렇다면 우리의 통일의식과 통일준비, 그리고 통일자세 무엇이 문제일까,

바로 상대방에 대한 막연한 다름으로 일관하고 이에 점철시킨다는 현실이다. 이에 북한당국의 '상식 이하의 억지'와 북한주민을 수평선상에 놓고 평가하고 진단하는 사고방식과 패턴, 이를 전제하여 통일도 마냥 먼 장래의 사업으로 유보하는 경향 등은 북한인이라면 누구나 아파하고 부정하고 싶어하는 슬픈 현실이다. 바로 이 글을 내놓고 싶은 간절한 동기와 배경이기도 하다.

이로부터 필자는 일개인의 경험보다 대표적으로 북한의 의학대학과 약학대학 등을 수학하였으며 보건일군으로 재직한 52명의 경험과 사례 중심의 증언을 바탕으로 분석한 내용을 취합하여 고찰하는데 포커스Focous를 두었다.

이에 북한의 시대적인 특수성과 현실성을 대표하는 북한의 원전자료와 김부자의 어록과 지시 등을 참작하여 현실고찰과 진단을 도모하였다.

일부 학자들은 북한의 원전자료와 김부자어록 등의 참고자료 인용에 과

민반응을 둘 수 있는 우려도 없지 않지만 북한사회가 안고 있는 특수성으로 이를 떠난 시행과 현실은 불가분不可分의 관계인 북한 내부현실을 중시한 데에 비롯됨을 밝히는 바이다.

본 글의 서술의 제1편 보건의료인력 교육에서 우선은 북한사회에서 일반적으로 불리워지는 보건의료인력의 북한식 정의를 고찰하고 제시하여 남한식의 접근이 아니라 북한식 용어의 '보건일군'의 범주에서 분석하였다. 이어 북한의 해방 후 열악한 보건의료 교육현장에서의 초기 대학교원 수급문제의 현실들을 고찰하여 우리의 아픈 과거와 잊고 산 현실에 대한 성찰과 이로 부터 받게 되는 메시지적 여운을 더듬어보게 될 것이다.

뿐만 아니라 남한에서의 열악하고 낙후할 것이라고 인지하는 북한의 의료인력의 실력이 과연 어느 정도이며 영입하고 하나되기에는 전혀 가능성이 없는 것인가, 이를 위한 문제의식 하에 기존의 초기개념의 결실結實이 어떠했는가를 실험자료를 통한 자료서울대 의과대 신의영교수를 인용한데 이어 북한에서의 의대교육의 과정들을 학생모집과 입학으로부터 고찰하여 남한뿐이 아닌 북한의 의·약학대학의 학생모집과 운영도 '수재'들로부터 이루어진다는 내용들을 살펴보았다.

또한 '의사가 되기 전에 공산주의자가 되어야 한다'는 김부자에 대한 충성화교육과 혁명성, 노동계급성, 조직성, 집단성 등의 훈육이 의료인의 인본주의人本主義의 도덕과 윤리위주지향으로 치환Chage하여 여기에 많은 시간과 노력을 할애한다는 북한교육의 특이성부터의 과도한 학생교육과 훈육의 아쉬움들을 드러내는데도 비교적 자세한 자료접근과 증언들을 통하여 국내에 알려지지 않은 자료들의 현실감을 부각하여 서술하였다.

또한 남한식의 개인 위주의 졸업이나 임용을 거슬러 북한특유의 국가개입에 의한 졸업시험제도와 졸업 후 현장임용과 충원에 있어서도 자율성이 보장되지 않은 오직 국가 의존적이고 강요가 위주인 졸업제도에 대한 자세한 고찰과, 의학대학을 졸업하여 현장에 임용되었어도 기술능력제고는 지속적으로 당국에 의하여 부단히 관리되고 통제되는 보건일군 사후관리시스템도 탈북의료인들의 증언을 바탕으로 서술하였다.

다음 제2편에서는 초창기 사회주의제도의 '무상치료제'를 기반으로 의료인들 속에 '정성운동'을 전개하여 그 선전과 우월성을 과시하였던 과거의 북한의 사회주의 보건의료의 구성과 운영메커니즘 등을 살펴보는데 이어 90년대 후반기 '고난의 행군' 과정에 마비되고 붕괴된 보건의료현장의 실태와 함께 북한에서 아래로부터 시작된 보건의료의 변화시장화가 현재는 국가가 개입하고 그 영역에 영입되고 있는 현실들을 1995년부터 2015년의 20년에 걸치는 탈북의료인들의 증언으로 서술하였다.

뿐만 아니라 기존의 북한의 보건의료에 대한 남한학자들 나름의 자기시각에서의 고찰과 분석으로 인한 현실과 좀 거리가 있는 부분들에 대한 아쉬움과 그에 의한 무작위의 복사—재생산Reproduction 등에 대한 수정 보완이 집필의 이유와 배경으로 지배함을 더하고 싶음을 해결하고자 하였다.

본 고에서 시종일관 필자가 주지하는 것은 북한의 의약학교육 우리가 흔히 기존에 해왔던 생각과는 다르다는 의식을 전제하여 서술하려고 한 일방적 개인성이 본고의 퀄리티Quallity를 자칫 낮아지게 할 오류도 없지 않다고 사료되지만 그러한 집요한 자세와 입장의 표출이 바로 남북관계의 갭Gap을 좁히고 하나 됨의 한민족을 위한 안타까운 채찍이라는 일방적 소견이 더더욱 자제하지 않게 하였었음을 고백하며 독자들께 널리 혜량을 구하고 싶다.

아무쪼록 본 고가 얼어붙고 강직된 남북간의 의도적이고 구조적인 배타성을 극복한 4.27의 정신을 반영하여 과학교육계의 동질감을 공유하고 유연한 자세와 너른 이해 하에 통일의식과 통일지향의 바른 길라잡이로서의 새로운 지평을 여는 좋은 장이 되기를 염원한다. 그리고 금후의 북한사회의 여러 방면에서의 이해와 인식을 도모하기 위한 재북 경험 탈북민 출신의 현실반영적인, 북한주민의 내재적 사고와 한국적 조화의 집필기회가 지속되고 확산되기를 희망하는 바이다.

2018년 7월

장미의 아름다움을 새삼 느끼며 이 혜 경

03 하나 된 통일조국
통일보건의료를 위하여

북한의 보건의료
교육 현실

보건의료
인력의 교육

지금 한반도에는 남한과 북한을 하나의 내적 통일 상태로 이끌 수 있는 근원적인 동일성과 연관성의 감각이 지속되고 있는가에 대한 문제의식이 대두되고 있다. 남북한의 통일지향에 있어서 남북관계개선은 단순히 체제나 이데올로기적 관점보다 그를 구성하고 있는 비정치적 분야, 즉 보건의료부문의 통일을 간과해서는 안 될 것이다.

이에 최근에는 정치와 군사안보에 버금가는 부문이 바로 보건안보라는 표현이 도입되기도 하는 추세이다. 이런 의미에서의 북한에 대한 보건부문의 견해와 이해, 그리고 올바른 인식이 또한 중요함이다. 그런 의미에 있어서 보건의료는 정치나 군사 등의 거시적 분야를 아우르는 사회구성원 개인의 건강과 생명을 보존하고 관리 유지하는 가장 중요한 미시적인 요소이기도 하다. 남한에서 북한의 보건의료에 대한 연구는 거의 전무하다가 2000년대부터 대북지원을 기점으로 그 연구가 기지개를 펴게 되었다. 그러나 대부분의 연구가 북한의 원전자료와 탈북자면접에 남한의 연구자 중심의 한 국적인 인식이나 유추가 서술되어왔다.

따라서 북한 보건의료에 대한 내재적 현실을 제대로 담아내거나 또한 변화하는 현실을 간파하는 혜안에도 한계가 있는 아쉬움이 있었다. 이에 북한의 보건의료에 대해 보다 현실에 근접한 생동(生動)감 있는 자료를 필요로 하고 있다. 북한의 보건의료부문에 있어서 무엇보다도 우선 보건의료의 행위자로 북한사회전반의 구성원들의 건강관리를 돌보고 관리하는 보건의료부문의 주요 인력인 보건의료인력(보건일군)에 대한 고찰-인력유형과 정의, 교육, 양성과 관리 등-부터의 자세한 인식과 이해가 절실하다.

북한의 보건의료인력의 정의

보건부문 종사자를 보건의료인력이라고 표현하는 남한과 달리 북한에서는 '보건일군(保健一群)'이라고 표현한다. 북한의 보건일군은 한자표현 그대로 보건부문에서 여러 형태로 종사하는 인력들의 집단을 통틀어 칭하는 용어이다. 이러한 북한의 보건일군에는 층위가 존재하는 바 상등보건일군과 중등보건일군 그리고 노동자(보건보조인력)가 존재한다. 그 세부적인 보건의료 인력의 정의들을 아래 표에서 살펴보기로 한다.

북한의 보건의료인력(보건일군) 구분

층위	교육기관	기간	자격구분	교육기관 (약학)		기간	자격구분
상등보건일군	의학대학	6	임상의사	약학대학	의대약학부 — 약제학부	5.5	(신)약제사
		6	고려의사		의대약학부 — 고려약학부	5.5	(고려)약제사
		5.5	구강의사		합성약학부	5.5	합성공학기사
		5.5	위생의사		생물약학부	5.5	생물약품기사
					의료기구학부	5.5	의료기구공학기사
중등보건일군	의학전문학교	4	부의사 (학교1인下-전과목 A+)	의학전문	약학과	4	부약제사 (학교1인下-전과목A+)
		4	준의사 (임상,고려,구강)			4	준약제사
		3	준의 (임상,고려,구강)			3	조제사
노동자	의학전문 (양성)	2	간호원	양성학과		2	조제사(80년대이전)
		2	조산원		보철과	2	보철과
		2	안마사		X-ray	2	X-ray

　북한에서 보건일군은 보건의료부문(병원, 진료소, 구급소, 위생방역소 등)에서 종사하는 인력으로 여기에는 의사, 약제사, 준의사, 준 약제사, 준의, 조제사, 간호원과 보철사, 렌트겐기수 등이 속한다. 그림에 각 유형의 보건일군들의 유형과 구분을 그림으로 보고자 한다.

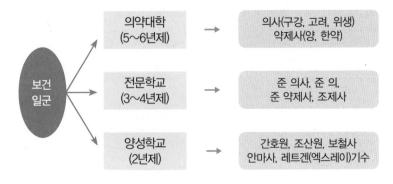

북한보건일군 정의

북한의 상등보건일군은 6년간의 의(약)학 대학을 졸업한 자로서 그에 상응한 자격(면허)을 취득하고 보건부문(병원 및 유관업체 등)에서 근무하는 인력이다. 이들은 북한사회의 대학 진학률 8~10%에 해당되는 상위조건의 민족간부로 분류된다.

북한의 민족간부는 수요 강연회와 금요노동, 토요학습 등 간부계급으로 분류하며 이들을 혁명화하고 교육하는 사업의 기본 주류 대상들이다.

북한 백과사전(평양, 2008)에서의 의사의 정의를 보면, '의사는 의학과학 기술을 가지고 사람들의 생명과 건강을 보호 증진시키기 위하여 복무하는 지식인, 질병의 예방과 진단, 치료 등의 의료활동에 대한 법적권한 다시 말해서 의사의 자격은 국가로부터 받는다. 세계보건기구는 의사란 해당국가에서 인정하는 의학과학기관에서 지정된 교육을 받고 의료 활동에 대한 법적권한을 부여받은 사람이라고 규정하고 있다. 우리나라에서는 의학대학을 졸업했거나 의사검정시험에 응시통과한 사람들에게 의사의 기술자격이 수여 된다고 정의한다.

북한이 정의하는 의사에는 임상의사, 고려의사, 구강의사(치과), 위생의사(예방의)들로 구분되며 각이한 자격에 따라 각이한 교육을 이수하여야 한다. 한편 남한에서의 약사(藥師)는 북한에서 약제사(藥劑師)로 호칭된다.

구체적으로 남한의 약사의 정의를 보면, '의약품·의약외품·의 제조·조제·감정·보관·수입·판매·수여를 포함한다. 그 밖의 약학기술에 관련된 사항으로 규정한다. 북한 백과사전(평양, 2008)에서 '약제사는 전문약학기술을 가지고 과학적으로 의약품의 생산, 조제, 제제, 검정, 공급, 관리사업을 담당 수행하는 기술일군으로 우리나라에서 약제사들은 직종에 따라 병원약국약제사, 의약품생산약제사, 의약품검정약제사, 의약품공급 및 관리약제사 등으로 나누며 약의 전문에 따라 신약제사와 고려약제사로 나눈다.

약제사의 자격은 약학대학과 의학대학 약학부를 졸업한 사람들과 국가검정시험에 합격한 사람들에게 준다. 사회주의제도 하에서 약제사들은 인민들의 생명과 건강을 보호 증진시켜 그들이 무병장수하여 행복한 생활을 누리도록 하는데 복무한다.

인민보건사업에서 공로를 세운 약제사들에게 공훈약제사, 이민약제사 등 명예칭호를 수여한다 라고 정의하고 있다. 북한의 약사정의에서 검정이라는 표현을 한국에서는 감정이라는 표현이 익숙하며 그와 동일한 의미로 약사와 약제사의 역할직능이 유사함으로 표현되고 있는 바이다.

중등보건일군

북한의 중등보건일군은 3~4년간의 의학(고등)전문학교를 졸업한 준(准)

의사 급에 속하는 인력들이다. 여기에는 준의사, 준의(임상, 고려, 구강)와 준 약제사와 조제사 들이 속하는데 이들은 의(약)사들과 치료행위는 유사하나 책임한계나 권한 등에서 구별되는 특징이 있다.

예를 들면, 의사와 준의차이는 우선 환자진료에 있어서 수술장 출입에 제한된다. 또한 진단서발급에서도 준의는 3일씩 2회인 6일밖에 권한이 없다는 것이다. 그러나 의사는 최고 개별명의로 15일까지도 가능하며, 이어서 의사협의회와 원내협의를 통하여 21일에서 한 달까지도 가능하다는 것이다. 한편 약제사와 조제사와의 차이이다. 약제사는 약물의 조제(粗製)와 제제(製劑)에 제한이 없으나 조제사는 조제만을 할 수 있다는 차이이다. 이러한 내용들을 탈북의료인들의 증언을 통하여 아래 두 표에 정리해 보았다.

의사와 준의의 역할 차이점

항목		의사	준의	비고
진단서 발급	3일분	○	○	병원규모에 준함 (3차병원급들에서 준의는 전혀불가)
	6일분	○	○	상동
	21일	○	×	의사협의회
독·극·마약처방 (북한식표현) (마·향정제-한국식)		○	×	
상급병원 의뢰		○	○	
수술집도		○	×	

약제사와 조제사의 역할 차이점

항목		약제사(藥劑師)	조제사(調劑師)
약물(粗製)		○	○
약품검정		○	×
약품합성		○	×
약물(製劑)(주사약)	피하근주제	○	×
		○	○
	정맥주사제제	○	×

의사와 준의의 역할차이점과 약제사와 조제사의 역할차이점에서 보는바와 같이 상등보건일군과 중등보건일군들은 교육연한이나 이수학교의 차이로 인한 자격호칭과 그에 상응한 현격한 역할 직능상 차이가 지배한다. 약제사의 경우 약물제제에서 준약제사와 조제사는 피하근육주사제제에만 극한되는 외에 약제사는 정맥주사제제와 약품검정, 약품합성 등 전부에 대한 역할직능이 가능하다.

노동자(보조보건일군)

노동자는 6년제 대학이나 4년제 전문학교 등 고등교육기관을 경험하지 않은 6개월에서 2년까지의 양성교육과정을 이수하고 보건부문의 상식을 습득한 보건의료 인력으로서 보건부문에서는 가장 낮은 급의 노동자로 구별된다. 따라서 의사나 준의보다는 민족간부교육이나 훈육에서 거리감이 있다. 여기에는 간호원, 조산원, 보철사, 안마사, 물리치료사, X-ray기수 등이 속한다.

보건일군의 복장 상급보건일군들과 중등보건일군들과의 복장차이는 미미하다. 기존에는 가운(북한식표현: 위생복)의 깃형태와 모자가 두드러진 차이(의사: 각진 깃, 모자는 둥근 원통형, 준의: 동그란 깃, 모자는 타원형)가 났다. 간호원도 현재는 유사한 형식의 가운이다. 기존에는 앞치마 형식의 앞이 막힌 흰가운이었으나 현재는 앞터침 단추가 있는 준의사와 미소한 차이의 가운이다. 단 모자에서 차이날 뿐이다. 간호원들은 흰색 족두리를 머리에 올려놓는 등 수회 변화되어 90년대 들어 복장이 의사와 유사해지면서 흰 스카프나 삼각족두리를 굳이 요하지 않게 되었다.

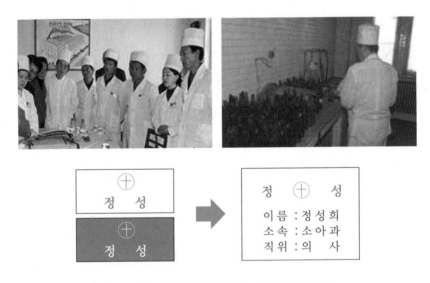

보건일군의 복장변화 (1990년 좌우로 명찰변화)

북한의 보건일군들의 복장 등의 대열검열은 보건일군들의 청결과 용모단정을 통한 보건위생과 또한 당성과 노동계급성 등 복합적인 의미로 중요한 부분이라고 매우 중시되어 관리되고 통제되기도 한다.

매주 월요일은 복장검열일로 정하고 특별히 보건일군의 청결도와 친근함, 봉사성 등에 일조할 것을 요기하기도 하며 의사와 준의들은 복장에 국한되지 않고 치료사업의 필수인 위생가방과 응급의료 약 구비까지 중요시된다. 또한 여기에 의사들을 비롯한 간호원들까지도 명찰을 필히 착용할 것을 요구한다. 명찰의 형태와 구성은 1970년도부터 정성배찌부터 시작하였는데 정성배찌는 흰색바탕에 적십자와 적색의 '정성'이거나 적색바탕에 흰색 글씨 등 두 가지 타입이었으나 이는 변화하여 기존의 단순한 '정성'에서 90년대에는 이름과 직위 및 자격까지 밝히는 것으로 세부화되었다.

이로 인해 모두 의사로 각인되던 기존인식에서 준의와 의사가 분명히 구별되어 외부에게 자신의 직분을 분명히 하였다. 북한의 보건의료 인력은 이와 같이 남한과 유사하면서도 미미한 차이의 상이점을 구사하고 있는 바 남한과 다른 보건의료 인력으로 중등보건일군인 준의사와 준의 등이 존재한다는 것이다. 이들은 모집과 교육, 직능과 역할에서도 현격하게 구별되어 활동하게 된다. 이에 의하여 그들의 초기교육 등의 양성규모와 운영 메커니즘이 전개되는 것이다.

해방 후의 보건의료 교육

해방 후 북한에는 단 한 개의 의학대학도 없었다. 이로부터 북한의 보건의료인력의 역량은 매우 빈약하였다. 이런 실정에서 사회주의제도의 기본 슬로건인 '무상치료제(無償治療劑)'를 전반적으로 시도하고 도입한다는 것은 매우 어려운 일이었다. 북한은 이를 해결하기 위하여 새로운 보건일군양성정책을 내세웠다. 양성정책은 무엇보다 먼저 의학대학을 비롯한 의학교육기관들을 설립하여 대대적인 양성교육을 실시하게 하였다. 이에 근거하여 북한은 평양의학전문학교와 함흥의학전문학교를 모체로 평양의학대학과 함흥의학대학을 확장 개건하는 사업을 추진하였으며, 전국 각지에 의학대학을 신설함과 동시에 중등의학교육 기관들도 신설하고 증설하였다. 이와 동시에 의학대학들의 교수진을 꾸리고 그 진영을 확보하는 사업 등을 다그쳐 보건의료 인력양성사업의 양적, 질적강화에 힘을 집중하였다.

1940년대 말 인구 만 명당 의사 수는 한의사를 포함해도 1.5명에 불과하였다. 특히 남존여비의 봉건사상으로 인하여 간호원과 조산원을 의사의 부속물로 천시하는 사회적 인식 때문에 간호원과 조산원도 심히 부족하였는 바 1940년 말 간호원은 인구 만 명 당 0.8명, 조산원은 0.9명에 지나지 않았다. 일제시기에 설립된 중등교육기관은 남한에 비해 턱없이 적어 전문학교 2개교가 고작이었으며 대학은 전무했다. 이런 상황 하에서 북한의 보건일군 양성의 어려움은 적지 않았다. 역사적으로 봉건시기의 보건의료는 초기에 봉건군주에 대한 절대적인 충효성을 강조한 유교에서는 자식이 부모에게 효(孝)를 다하기 위해서는 의학지식이 있어야 한다고 설교한데로부터 전문의사가 되기 위한 것은 아니어도 모든 선비들이 상식적으로 의학책을 읽고 약의 효능을 배우기도 하였는데 이는 선조들로부터 의학지식은 효를 위한 필수지식으로 간주되었다는 것이다. 이에 대해 북한서적 홍순원의 『조선보건사』(평양, 1981)는 다음과 같이 지적한다.

"이조시기에 새 왕조를 세운 다음 해인 1393년에 6학을 설치하면서 그 중의 하나로 의학을 두었다. 또한 1406년에 봉건교육제도를 더욱 정비하여 10학을 설치할 때에도 여전히 의학은 중요 학과로 두어 중앙의료기관인 전의감, 제생원, 혜민서에 각각 '위생방'을 설치하여 의사를 양성하게 하였다. 1435년에는 함경북도 경성이북에도 의학교수를 파견하여 의사들을 양성하도록 하였으며, 여성의 사양성체계가 수립되었다. 여의(女醫)양성사업이 일정한 규모에서 정기적으로 실시된 것은 그 어느 나라에서도 찾아볼 수 없는 일이었다."

홍순원은 이어 1930년에 일본에서는 인구 만 명당 의사 수는 7.07명, 치과의사수는 0.4명 약제사수는 0.2명으로 그 차이가 매우 컸으며 조선시대에 이미 의학이 인간의 삶의 지향과 사회에서 중요한 역할을 하여 선조들은 오래 전부터 여의(女醫)양성사업에 관심을 보이고 있었음을 언급한다. 초기 의사인력의 부족에 대하여 1933년 12월 31일부 『동아일보』는 아래와 같이 언급하였다.

"1933년 6월 말 현재 조선의 의사 총수는 1900여명, 병원은 총 133개였다. 이 의사 총 수 중 조선인 의사는 100여명에 지나지 않았는데, 이것은 조선사람 2만 명 당 의사 한 명(0.005%)이 되나마나 한 것이었다. 반면에 일본인 의사는 900여명이었는데 이것은 조선에 거주하는 일본인 600여 명에 1명씩⋯ 조선의 농어촌지역에는 인구 20만 명당 의사 한 명이 들어가는 지역도 있었다(『동아일보』, 1933년 12월 31일)."

위와 같은 인용들은 과거 일제가 우리민족의 의학(醫學)도 양성을 의도적으로 제한한 사실이 드러나며, 이는 광복 후 보건의료 체제를 구축하기 위한 의료인력의 양성이 절실하였음을 반증한다. 이러한 실정 하에서 북한은 광복 후 의학대학을 세우고 보건의료 인력양성사업에 남다른 관심을 보였다. 그러나 이러한 양성사업을 주도할 교육기관도 부족하였을 뿐 아니라 대학의 교원수급문제도 절실하였다. 북한에서 남한식의 대학교수(大學敎授)는 대학교원(大學校敎員)으로 불려진다.

광복 직후의 교원 진영은 대부분 일제하의 교원으로 북한이 인정하기에는 무리가 있은 데로부터 교원의 임용에는 몇 가지 원칙이 있었다. 첫째, 일제시대의 경력과 관련된 것인데, 항일운동 경력을 가진 인물이거나 친일경력이 없는 젊은 인물. 둘째, 사상성과 출신성분을 중요시했다. 셋째, 일제시대에 교원이나 관료로 재직했던 이들 중에는 적극적인 친일활동 경력이 없는 이들에 한해서 재교육을 통해 지방 교육관료 기구나 일선학교에 등용하였다. 넷째, 전문성을 고려하였다. 조정아 외(2010)는 교원임용기준을 다음과 같이 구분하였다.

교원임용기준

구분	항일경력	사상성, 출신성분	일제시기 교직, 친일경력	전문성
첫째부류	○	×	×	×
둘째부류	×	○	×	×
셋째부류	×	×	○	×
넷째부류	×	×	×	○

위 표에서 보는 바와 같이, 이 시기 북한에서의 각급 일반관료들이나 교육 관료들에 대한 임용은 시험을 통한 선발방식보다 후보자의 이력서와 자서전을 활용하고 상위 관료들이 면접을 통해 작성한 이력서와 평정서 등에 근거하여 일정한 심사과정을 거치는 방식으로 진행한 것이었다.

이와 같은 교원임용원칙을 적용할 경우 주로 '이력서'를 참고로 하였다. 북한의 이력서 양식은 수차례 변화하였는데, 1946년도 이력서 양식을 살펴보면 본인의 출신성분과 사상, 특징을 기술해야 하고, 가정배경과 관련해서는 세대주의 직업과 재산정도를 광복 전과 후로 구분하여 작성하게 하였다. 학력은 문화정도를 기록하는 공란에 최종 학력을 기록하게 하였다.

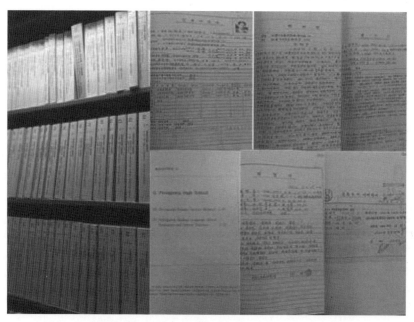

간부이력서(북한대학원 대학교 도서과 특수자료실 소장)

북한은 단기간 내에 보건의료인력의 양성사업을 추진하는데서 어려움을 겪은 바 무엇보다 보건일군을 양성하기 위한 교육기관과 동시에 교육사업을 맡아 수행할 교원부터 난문제였다. 이러한 어려움을 극복하기 위한 출구전략의 하나로 김일성은 남한의 의학교육 부문 교원을 보충수급하기 위한 시도를 하였던 바 이는 남한의 현직의사나 의과대학 교수들의 납북(拉北:강제납치)이나 월북(越北: 자발적 지원)의 방법을 대대적으로 활용하였다.

남조선의 인테리들을 데려올 데 대하여, 김일성

이에 대해서 김일성의 "남조선에서 인테리들을 데려올 데 대하여"에서 '남조선의 인텔리들은 진보적 민주주의의 길로 나아가고 있는 북조선을 동경하고 있으며 진정으로 인민을 위한 교육사업과 과학연구 사업에 종사할 것을 열망하고 있습니다.

'우리는 남조선에 있는 인테리들을 데려다가 그들에게 새 생활의 길을 열어주어야 하며 그들이 자기의 희망에 따라 교육사업과 과학연구사업, 문화예술사업을 마음껏 할 수 있게 하여야 하겠습니다'는 언급에 의해 합법적, 비합법적 방법을 활용하여 부족한 대학교원수급에 돌입한다. 이는 북한의 유명한 이승기박사(비날론연구)를 비롯하여 과학도의 고급인력의 '저수지'로 남한을 택했음을 반증한다.

부족한 보건의료인력교육기관의 교원진의 수급을 위하여 김일성은 서울의 각 의과계 대학교에서 근무하는 교원들을 영입하기 위한 사업을 추진하였는바 '제가 다녔던 평양의학대학의 초창기 제 기억에는 약 20여 명의 교수

증언자 K1-6.25 당시 서울 성신여고생으로 납북된 여학생출신이다. 그는 정전 후 평양의 학대학(1956-1960)을 다니면서 이들 납북교수들의 수업을 수강하며 납북자로서 그들과 동병상련의 아픔을 공유하였다.

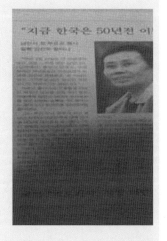

의학대학 졸업 후 소련의학원(Orzinator) 2년-전기간 7년과정을 이수하고 평양적십자병원 내과전문의사로 근무하였으며, 남한출신 죄명으로 훗날 함경도 오지에 추방되어 5년간의 탄광노동 뒤에야 복직되어 근 40여년을 보건일군으로 근무한 남한출신 대표적인 탈북민 초창기의사이다.

오른쪽은 "지금 한국은 50년의 이념 전쟁 중" 제하의 한국의 대통령선거에 참가한 소감에 대한 「조선일보」 04년 04월 20일 실린 글이다.

진이 남한의 대학교수진들이셨습니다.'는 K1[1]의 증언이 이를 뒷받침한다.

김연희, 김시창, 김정복, 리정두, 리제옥, 임문빈, 김춘명, 계훈응, 신성우 등 인물들이 모두 서울대학교 의과대 교수들이었으며 이들은 김일성에 의해 납북되어 북한의 의학대학에서의 의료인재 양성의 초석으로 활약하였지요.

---

1) K1 증언자는 평양의학대학교 출신으로 평양시 임상병원의사로 근무하였다.

여기서 대표인물들인 리병남과 김봉한은 자진입북이었어요. 김봉한의 처는 훗날 남파공작대들이 수차 납북을 권유하였으나 거절하여 종내 김교수는 홀로의 고독함과 외로움, 괴로움으로 많이 힘들어 하다가 생을 마감하였어요. (K1 증언)

아래 표는 K1의 증언을 바탕으로 작성한 1955년–1960학년도 평양의학대학의 당시 교원 진영 중 남한출신 교원 위주이다. 기재된 인물의 대부분에 대해서 납북이나 월북 여부를 확인하기는 어렵다. 다만 이외에 서류상에 기록되지 않은 여러 학자들의 납북 및 월북이 추정된다. 겸하여 서울대에서 진행 중인 서울대교수진의 납·월북상황에 대한 연구를 첨부하여 그 신빙성을 도모하고자 하였다.

초기 평양의학대학의 교원 진영들

No	이름	출신	전직	현직	내용	서울대 연구내용
1	김봉한	서울	서울대 교수	생리학 강좌장	처음에는 청수준의학교 교관. 경락실태 연구강요-내부에 봉한 소체연구소 설립, 연구실패로 처단. 당시 박정숙(박금철 부상 딸)연구소 소장.	서울대 조교수 서울여자 의대교수 (확인)

2	계운흥	서울	서울대 교수	병리 해부학 강좌장	봉한소체 실태 검토과정에서 "이거 토끼털 아냐?" 발언으로 좌천.	미확인
3	리기빈	서울	서울대교수 (日유학)	생물학 강좌장	혁명화대상으로 추방. (죄명: 부유계층)	미확인
4	김종순	서울	서울대 교수	조직학 강좌장	간첩누명으로 처단.	미확인
5	정성희	서울	서울여자 의과대학 졸업	안과 박사	김춘영을 사모하여 자진입북. 김일성의 여박사발언으로 북한의 천리마시기 배출된 첫 안과女박사. 훗날 요덕수용소 김춘영과 함께 수감.	미확인
6	김춘영	서울	서울대 교수		서울대 교수현직에서 자진 입북. 뒤에 母-子데리고입북. 요덕수용소 亡. K1 증언자의 담임교원이었음.	미확인
7	신성우	서울	서울대 교수	안과 강좌장	간첩혐의로 수용소행.	확인
8	장지반	서울	서울대 교수	산부인과 강좌장	추방. (동아일보 기재)	미확인

9	임문빈	서울	서울대 교수 미국박사 학위	정신과 강좌장	납북될 때 사시나무 떨듯하며 차에 태워져 연행되었다는설. 정신병학계의 거물. 후에 혁명화로 좌천됨.	서울의대, 서울여자 의대 교수 2005년 사리원의대 근무-확인
10	리정복	서울	서울대 교수	내과총론 강좌장	교원퇴직 후에 정부병원 근무.	서울의대 교수 서울여자 의대 학장 -확인
11	리제복	서울	서울대 교수	외과각론 강좌장	소련의 비스넵스끼 (bisnebski)집도수술에 참가한 유일한 외과교수이며 비스넵스끼교과서 집필교수, 18호병원 외과과장 후 외과병원 강좌장. 김일성 콩팥수술 집도설.	(애국 열사릉) 확인
12	리정두	서울	서울대 교수	내과각론 강좌장	납북교수들 중 최연소 교수.	확인
13	임연희	서울	서울대 교수	내과임상 강좌장	학생들에 대한 요구성이 가장 높은 교원이었음.	확인
14	김시창	서울	서울대 교수	신경외과 강좌장	뇌지스토마 발병 책임, 수업에서 '학생제군들!'발언 등 간첩혐의로 처형.	,서울여자 의대교수- 확인
15	최명학	서울	연세대 교수	병태생리 강좌장	해방전 함흥에서 개업의사 김시창 박사 후임.	세브란스 의전교수 -확인

16	리병남	서울	서울대 교수	초대 보건상	광복 전 남한에서 소아과병원개업의사중 '빨갱이'를 몰래 치료해준 공적으로 가획납북. 1948년 자녀까지 월북시켜 모스크바종합대학 의과대 유학시킴. 디스토마 박멸기여. 임상연구소 강등 후 은덕군으로 추방. 추방생활 중 1980년대 뇌출혈로 亡.	훗날 애국 열사릉 -확인
17	리억세	서울	서울대 졸업 소련 유학생	약리학 강좌장	리국노子-함께 새별군으로 추방. 김일성의 회고록 3권에 회고 후 1980년대 청진의대 약학부 교원 복귀. 리병남전 보건상의 사위.	미확인
18	박○○	서울	서울대 교수	비뇨기 강좌강	루마니아병원 과장 후 리병남 보건상 후임.	미확인
19	신성우	서울	서울대 교수	정형외과 강좌장	함흥으로 좌천-후에 함흥정형외과병원장으로 70%화상환자 방화수소년을 살려낸 공적.'정성운동'의 대표선구자. 北영화 "한의학자의길" 모델로 각색.	미확인
20	양진홍	북한	독일 박사학위.	미생물 강좌장	초대 평의대 학장.	1918년경성 의전졸업. 독일프라이 부르크대 박사-확인

21	최창석	북한	평의전 졸업	보건 조직학 강좌장	임상의학 연구소장으로 강등.	평양의전 졸업-확인
22	최응석	북한	경성의대 의학 부교수	내과 학각론 강좌장	최창석의 형. 김일성 주치 의. 간첩혐의 후→ 해명(김.이 해명)→ 그 후 행방불명.	1937년 동경제대 의학부졸업. 경성대학 의학 부교수-확인
23	홍학근	북한			강의 시 조교수들 7~8명 달고 다님.	1937년 경성제대 졸업 -확인 (애국열사릉)

　위 표의 남한 출신 학자들은 늘 사상성과 생활문제들이 정치사상적으로 심화되었고, 이를 위한 북한의 강압정책과 유화정책이 동시에 실시되었다. 이는 김일성 어록 "남반부 출신 교원들은 지난 조국해방전쟁시기 우리당을 믿고 따라온 귀중한 사람들이며 그들이 우리를 따라 온 것은 우리 당 인테리 정책의 큰 승리입니다. 우리는 남반부 출신 교원들을 아끼고 사랑하며 그들을 믿고 이끌어주어야 하며 당에 들어올 수 있는 준비가 된 사람들은 당에 받아야 합니다.

　남반부 출신교원들이 지난 날 남조선에서 생활경위가 좀 복잡하다고 하여 그들을 의심하며 당에 받는 것을 꺼려하여서는 안 됩니다. 〈중략〉 당에

김시창교수 : 서울여자의과대학 신경외과교수로 우리나라 신경외과계의 권위자였다. 동아일보 1947년 9월 14일자는 '해방조선의학계에 "에서 서울여자의과대학 외과과장 김시창박사의 꾸준한 연구로 말미암아 불치의 병 치료법이 발견되어 드디어….

동아일보 1962년 6월 5일자는 '죽음의 세월'의 제하로 김시창교수에 대하여 부릴대로 부리곤 죽음에로…"라는 기사에 납치하여 끌고 가 의사교육에 이용하고 죽였다고 기술하였다.

들어올 수 있는 준비가 된 사람은 대담하게 당에 받아들여야 하겠습니다."에서도 잘 드러난다.

K1은 '남한출신 교원들이 북한의 보건의료기관 및 교육기관에 대다수 종사하였음이다. 그들은 출신 성분과 과거 사회생활 경위 때문에 사회적인 배제와 거부를 감내해야 했고, 타향에서 많은 시행착오를 견디어내며 부모 처자와의 이별의 아픔과 향수 애의 애달픈 생계를 지속하였다'고 증언하였다. 대표적으로 김시창 교수를 들 수 있다. 그는 남한에 자녀 넷을 슬하에 둔 가장으로 어느 날 아침 출근 후 퇴근 안하여 사면팔방으로 찾고자 노력하였으나 1959년도 경에 일본의 학술지기재 소식을 접하고 찾기 위한 노력이 허사였다고, 결국 북한에서 처단되었음을 뒤늦게야 알게 되었다는 자제

분(김정대)의 증언이 있다.

이렇듯 납·월북한 남한의 우수한 보건의료 교수인력들은 북한의 보건의료계의 인력양성의 초석을 마련하는데 큰 획을 그었지만 훗날 대부분 처단되거나, 숙청과 회복을 거듭하면서 나중에는 교단에서 사라지게 되었으며 현재는 그들의 대부분이 애국열사릉에 안치된 것으로 과거가 은폐되어 역전된 현실이다.

이와 같이 북한의 거의 맹아적이었던 의료인력양성의 출현은 남한의 의과대학 교수들의 강제적인 납·월북으로 출발하였으며 이들은 초기 북한의 보건의료인력양성의 초석을 다지는데 기여하였다. 이러한 전후의 어려운 상황하의 북한의 보건의료인력기관의 설립과 초기 교육의 전개에 대한 새로운 인식은 한반도의 통일보건의료에 던지는 메시지가 지대하다.

의(약)학대학생의 모집과 입학

북한의 보건일군 양성은 평양과 각 도의 의학대학에서 담당한다. 이에 대하여 북한은 보건일군 양성의 중요성을 '의사, 약제사, 간호원 등 보건일군들이 많아야 의학대학과 의학전문학교 그리고 간호원 학교들에서 의사, 약제사, 간호원을 많이 양성하는 한편 단기강습소들을 설치하여 보건일군들을 대대적으로 양성하여야 하겠다고 언급하면서 보건일군양성에서 양적 성장과 질적 제고에 대하여 특히 대학교육의 질이 낮습니다.

대학교육의 질을 높이는 것은 오늘 매우 중요한 문제로 나선다'고 조선보건사(평양, 1981)는 강조하고 있다. 이와 같이 북한은 사회주의 보건제도를 담당할 보건일군 교육에 많은 관심과 노력을 기울인 바 의(약)대의 교육생들에 대한 모집과 입학도 엄격한 기준을 적용하였다. 의학대학생의 선발과 모집은 남한과 유사하게 엄격한 실력기준에 의하여 선발하였으며 교육기간 역시 남한과 유사(6년 5,5년)하다. 의(약)사에 그치지 않고 준의사, 준의 등 층위별 의사가 존재한다.

의학대학생 모집

의(약)학대학의 학생 모집은 시, 구역(군) 행정위원회 학생모집과에 의하여 고등 중학교 졸업생들을 대상으로 진행된다. 예하면, 대개 한 개 고등중학교 가령 200여명 졸업생 중 1명 또는 그 이하(때론 2년격)가 선발되는 것으로 남한의 의대생진학에 유사한 것으로 그 진학률은 매우 희박하다. 그런가하면 현역군인들과 현장 근로자들도 모집대상에 포함되기도 한다.

북한에서는 고등중학교과정에 수회의 예비시험(학기말시험, 학년말시험, 정무원시험, '최우등상'시험 등)을 치르는데, 각 시(市), 군(郡) 교육부에서는 학생들을 수회의 학교별 학과실력판정에 의한 점수가 시,군(구역)별로 취합되어 개인별 등위가 매겨지는데 이는 곧 학교들에 지역마다(공공장소 등) 내리 공지된다. 북한은 의학대학 입학생 선발 시 대부분의 지원학생들은 남한과 유사하게 첫째로 실력우수자들이 선발되는 바 이들은 도시에서 시골의 군(郡), 리(里)에 거주하는 농어촌에 고루 분포되어 있는 학생들을 위주로 모

증언자 K10은 H도 C의학대학을 졸업(신원금要)하고 H도 O병원근무 경력. 2015년 입국 6개월만에 의사국가고시 1차 합격하여 탈북민 의료인자격시험부여의 부정적 시각을 깨친 기적 신화. 현재 K대학교에서 인턴 과정 중에 있으며 통일이후 남북한 의료통합의 야심찬 목표로 매진.

저는 북한에서 고등중학교 때 공부는 자신있어 7.15 최우등상'수상자(都에서 1or2명으로 군→도→중앙까지 경연)로 제가 지망하는 의학대학에 순조롭게 입학할 수 있었죠. 입학하여서도 열공하였고요… 한국에 와서 모의고사시에도 첫시험에서 벌써 서울대생들의 중등도성적이었고요.

고시패스 후에도 한국대학생들과 현실적응에서 오히려 압도적인 실력을 구사하며 현재 병원 인턴과정에 임합니다(K10).

집한다. 고등중학교의 성적우수 학생들은 학교 당국의 추천(성분하자 없는 조건下)에 의해 대학입시 대상자로 선정되면 종합시험을 통해 등위가 매겨지고, 그에 따라 대학교와 전문학교 등의 추천 선발이 결정된다. 물론 여기에 권력에 의한 비리도 없지 않다. 예를 들면, 모 권력자의 자녀가 의대지망 시 등위에 무관함도 없지 않아 추천에는 무리없기도 하오나 입학시험에서는 자기능력여하에 따른다. 아래와 같이 그림은ㄴ 북한의 학업성적공시유형은 북한의 학교와 대학들에서의 성적공시를 통한 학력평가 예시이다.

매 학년 학기마다 성적공시는 필수이다. 이는 남한의 소위 인권중시지향의 암호화된 공시(아이디위주)에 비하여 보다 노골적으로 공개적인 것이 특

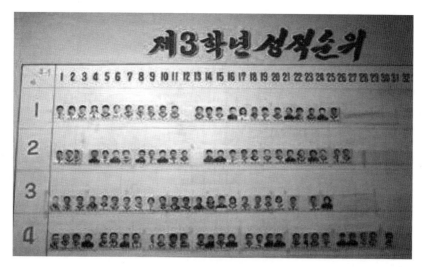

북한의 학업성적공시유형

징이다.

고등중학교의 대학교 추천 선발은 성분불량가족의 자녀는 제외된다. 그 외 학생들로 학점 등위별로 대학배정이 진행되는데 대학교의 선정은 성적 순으로 진행되며 이에 의해 거의 기계식으로 배분된다. 예하면, 군(구역)단 위에서 학교별 성적순 50명 대상 중 1위~10위까지는 중앙(中央)대학, 11위~ 20위까지는 지방대학, 21~50위까지는 전문학교 등과 같은 식으로 등위에 의한 대학교 배치가 진행된다. 주로 대학교의 추천은 자신들의 지망에 의존 하는데 이들 학생들의 주 지망도는 대부분 부모의 직업을 선호하게 됨이다. 이에 대해 '문화자본'이라는 표현도 있는 바 진로선정에서 이른바 '문화자본' 의 계승이 지배적이다.

중학교 때 수회의 학과경연을 통해 이미 학교적으로 매인당 순위가 매겨지는데 이는 군 교육과 대학모집과에 취합되죠. 여기에 의해 졸업학년 시 대학추천은 거의 군 교육과 대학모집과에서 학교당국 교무과와 진행하는 거죠. 학교적으로 공부 잘하기로 소문나 졸업시에 별 무리없이 내가 지망(졸업학년에 추천서류에 1지망, 2지망 등을 적시)하는 대학인 의학대학에 추천되었죠. 아버지가 의사출신으로 군보건과장직이었으므로 의대를 고집하게 되었어요.

우리 학교 졸업생 150여명 중 청진의대 1명, 평양상업대학 1명, 김책공대 1명, 평양외국어대학 1명, 청진사대 2명 이렇게 고작 6명이 대학추천을 받았어요. (H4 증언)

어머니의 직업이 의사라 집에 있는 자산이란 책뿐이었다. 나는 이담에 커서 뭘 해야 될까, 가끔 이런 질문을 엄마의 서재 앞에서 습관적으로 하였죠. 결국에는 의대가 아닌 약대를 선택하여 추진하게 되었죠.

제가 졸업당시 고등중학교는 졸업생 200여명 중 김대 1명, 김책공대 1명, 건설건재대학 1명, 기계대학 1명 그리고 사대, 교대 6명이고 약대는 아마 저희 고장에서는 거의 5년~10년격? 의대는 2~3년에 한명씩으로 매우 희박하죠. (L2 증언)

북한의 대학은 남한의 종합대학과 단과대학의 개념보다 중앙대학과 지방대학의 개념이다. 대부분이 단과대학유형이다. Univercity 형식의 중앙에 한 개씩만 존재하는 대학들은 중앙대학, 각도에 한 개씩 존재하는 대학들은 지방대학이다. 중앙대학으로는 김일성종합대학을 비롯한 평양과 각 도에 단 한 개씩밖에 없는 김책공업종합대학, 경공업대학, 건설건재대학, 기계대학, 영화연극대학, 외국어대학, 평성리과대학, 함흥화학공대, 평성석탄공대, 함흥약학대학 등 들이고 지방대학으로는 주로 각도들에 필수로 존재하는 교원대학과 사범대학 의학대학, 농업대학들이다.

대학모집과 입학에서 주목할 것은 중앙대학과 지방대학의 입시일이 다르다는 것이며 입시기회는 단 1회뿐이라는 사정이 참작되어 중앙대학 지망자들에게 재 입시기회를 제공하려는 의도가 반영된다. 즉, 중앙대학 탈락자는 지방대학에 재차 응시하거나, 前 입시 학점으로 지방대학 입학이 가능한 것이다.

이러한 방식으로 추천 선발되어 대학입학시험이 치루어지는데 입학시험 과목으로는 김부자 혁명력사, 외국어, 수학, 물리, 화학 국어 등 기본과목과 체력검정 등이며 실기시험으로 예체능이나 특기종목이 첨부되기도 한다. 시험 마감일에는 인물심사라고 대학장을 비롯한 입시심사위원들의 최종면접이 진행되는데 실기시험인 스포츠나 예술종목의 특기자들에 대한 특혜도 해당되어 이는 최종면접을 통하여 가점(加點)으로 된다.

여기서 남한과 다른 부분은 대학입시에서 성분하자(이상자)들에 한해 1~3년이상의 현장근무에서 추천된 현직생들도 영입된다는 것이다. 이는 남한의 직통생 개념과는 상반되는바, 이들 역시 하부 군, 리 단위들에서의 학교 성적위주에 의한 올리추천 룰에 의한 추천기준으로 모집되며 고등중학교 졸업자들의 시험응시기준에 준하여 응시하고 채점되어 평가되므로 저(低)성적자들은 엄두도 못내는 부분이다. 북한의 입시는 대부분 남한의 수시, 정시입시제도와는 형식상에서 구별되지만 그 맥락에서는 거의 유사함이다.

입학경쟁은 남한과 마찬가지로 치열하여 3:1~5:1 수준이다. 이런 입시과정을 통과하여 우수한 성적을 받은 학생에게 도(都)교육국과 시, 군(郡)교육과를 경과하여 합격통지서를 하달하게 된다. 합격통지서를 받은 학생만이 입학이 가능하게 된다. 즉 합격통지서를 수령한 입시생들만이 입학일시에 지참하고 등교한다. 이러한 합격통지서 발급의 엄격한 절차기준에서도 권력횡령와 뇌물비리 등이 문제시 되어 한 때 1980년대 중반기부터는 시험이 끝난 후 3일 만에 성적 공시와 동시에 합/불을 공시하는 시스템이 도입된 적도 있었으나, 이는 얼마못가 곧 폐지되어 현재는 기존과 변함없이 시험응시 한 달여만에 본인에게 수령되게 된다.

의학대학 입학시험에 합격되어 입학하여 등교한 학생은 대학 교무행정에 의하여 학사편입되어 학과편성에 따라 의학부와 약학부로 나뉘게 된다. 결국에는 의학대학에 입학하였다고 모두 의사가 되지 아니하고 약학과 편성에 영입되면 약제사자격으로 졸업하게 된다. 바로 의(약)사와 동등하게 고찰한 기본 이유와 배경이기도 하다.

의학대학의 설립과 분포

북한의 의학대학의 설립은 해방 후 1948년부터 진행되었는 바 정전 직후인 1953년 10월, 김일성은 함흥의학대학 복구 현장을 찾아 함흥시에서 시급한 8개 대상의 건설을 모두 추진할 것이 아니라, 함흥 의학대학, 흥남 요업공장, 흥남 공업대학의 3개 대상에 힘을 집중하여 그 해에 건설을 끝낼 것을 촉구하였다. 『인민보건』(평양: 1958)은 '학생 수는 본 학부만 하여도 전쟁 전에 비하여 3개년 계획 말에는 174.8%로, 1959년에는 해주의학대학이 신설되었다'고 언급한다.

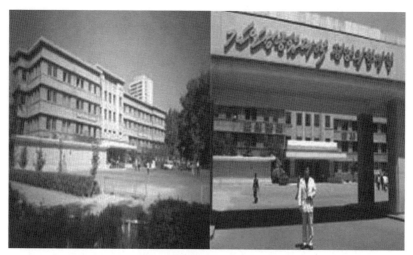

김일성종합대학 평양의학대학부

평양의학대학은 초기에 1948년 김일성종합대학 의학부의 전신으로 평양의전이 확장되었으며 훗날 2010년도에는 다시 김일성종합대학 의학대학으로 재 편입되어 현재에 이른다는 전언이다. 1948년에 2개의 의학전문학교(평양, 함흥)를 의학대학으로 승격시킨데 이어 의학대학들을 동시에 설립한 것은 의학대학을 비롯한 의료인력 교육기관의 설립이 가장 초미의 문제로 대두된 데 비롯되었다.

이와 같이 북한은 보건일군 양성사업의 교육기관 설립을 우선시하여 추진한 결과 해방 후 11개의 의학대학과 의학전문학교에서 보건일군의 급속한 양적확산을 혁신적으로 추진하여 이들을 통한 전국 각지에 동시에 보건의료 서비스전달을 가능하게 하기 위한 '무상치료제(無償治療劑)'를 조속히 실현하고자 하였다. 아래표에 북한의 의학대학들과 소재지들을 살펴보았다.

북한의 의(약)학대학들과 소재지

No	대학명	개칭명(2000년대)	북한 소재지
1	평양의학대학	긴일성종합대학 (의학대)	평양시 중구역 경림동
2	함흥의학대학	정성의학대학	함흥시 회상구역 정성동
3	청진의학대학	경성의학대학	청진시 포항구역 수북동
4	해주의학대학	장수산대학	해주시 승마동
5	신의주의학대학	광제의학대학	신의주시 평화동
6	강계의학대학	인풍의학대학	강계시 석현동
7	원산의학대학	송도원의학대학	원산시 평화동
8	사리원의학대학	강건의학대학	사리원시 운하동
9	혜산의학대학	가림천의학대학	혜산시 혜명동
10	평성의학대학	봉화의학대학	평성시 문화동
11	군의대학	김형직군의대학	평양시 대동강구역 문흥동
12	함흥약학대학	함흥고려약학대학	함흥시 회상구역 정성동

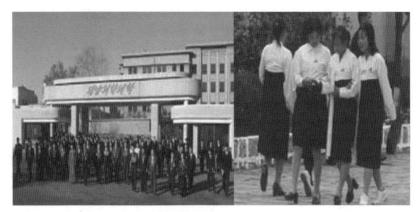

평양의학대학과 학생교복

『인민보건』의 평양의학대학의 성장에 대한 1960학년도 졸업식에 대한 아래의 언급을 인용한다.

1960학년도에는 284,6%로 장성하였다. 학급 수는 전쟁 전에는 22학급이 오늘에는 52학급으로 장성하였을 뿐 아니라 4개 학부에서 3,000여명의 학생들이 공부하고 있다. 지금 우리학생 교직원들 중에는 전쟁시기와 전후시기에 그들이 세운 공로에 따라 국가표창수훈자가 381명에 달한다. 우리대학은 창립이후 현재까지 이미 8회에 걸쳐 1,100여명의 졸업생들을 사회에 진출시켰으며 그들은 당의 붉은 의사로서 예방, 치료기관, 교육기관, 관리연구기관들에서 인민을 위하여 충실히 복무하고 있습니다.

상기의 인용은 북한의 보건일군 양성의 의학대학교육이 점차 안정을 찾고 정상적으로 장성하였음을 반증한다.

북한에서 약학대학은 남한(35개)과 달리 2개인바 함흥약학대학과 사리원 장수약학대학이다. 그러나 내용적으로는 일반 의학대학(10개, 혜산의대 약학부 없음)에 2개가 더 있는 셈이어 12개 약학대학인 셈이다. 즉, 전국의 10개의 각 의학대학에 약학부 형태로 존속되어 있는 것이 특징이다. 북한의 대표적인 약학대학은 함흥 고려약학대학으로 이는 전국각지의 약무일군을 양성하는 교육기지이다. 여기서 각 병원들의 약제사뿐만 아니라 제약공장 기사들과 보건부문의 약제사들을 교육하고 양성하고 배출하여 북한의 약무인력 양성의 원종(原種)장 역할을 수행한다. 북한의 약무인력은 각 도에 있는 의학대학 내에 소속되어 있는 약학부와 함께 함흥약학대학 등에서 배출한다.

각 도 의학대학의 약제학부는 약제학부(양약)와 고려약학부(한약)의 2개 학부로 다시 구분한다. 약학교육은 남한의 약대 교육의 기본과학에는 거리감이 없다고 할 수 있다. 의학대학 약학부 및 약학대학을 졸업한 자에게 약무일군자격이 부여된다. 해당학부를 졸업하면 평양, 남포, 신의주 등에 있는 대규모 제약공장 또는 군, 구역마다 1개 이상 존재하는 소규모 제약공장, 의료기구 공장, 대학산하 의·약학연구소 등의 생산단위들의 기사로, 또는 연구기관 연구사로, 각 병원에 설치된 약국 등에 충원된다.

약학대학의 학생모집과 학제, 교육형식과 방법들은 의학대학과 거의 유사하다. 단 함흥약학대학인 경우 중앙대학이라는 의미에서 1차 선발기준에 의거함이다.

50

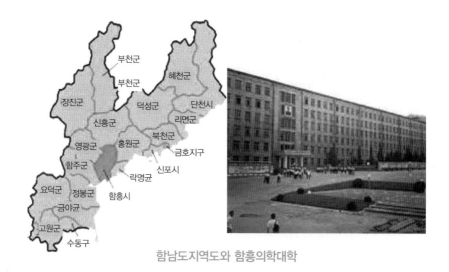

함남도지역도와 함흥의학대학

남북한의 약대교육을 받은 유일한 남북한의 약대교육체험자로서 남북한의 동
질감에 의한 약학교육의 유사함을 알게 되었습니다. 처음 입학하기 전에는 많
이 떨렸죠. 그럴 수밖에 없는 것이 남한에서 아무리 북한약대교육 이수자라고
하여도 우리는 북한교육을 믿을 수 없다는 주장의 각 대학들의 입학거부가 너
무나 당연하였죠. 4년간의 약학대학을 수학하면서 약학(Pharmacy)이라는 학
문의 원조가 하나이기 때문이라는 것을 새삼 확인하게 되었죠. (L2 증언)

약학대학의 한 해 졸업생은 학급별로 20~25명으로, 약제 3~4개 학급,
고려 1~2개 학급, 합성, 생물, 의료기구, 각 1개 학급으로 200명 정도로 추
산된다. 학급 수는 해마다 교육부의 예산(약무일군 수요반영)에 따라 증감
된다. 또한 의학대학 약제학부의 졸업생들 역시 학급별 25명 안팎으로서 신
약학부 2~3개 학급과 고려약학부 1~2개 학급 등으로, 1회 졸업생 수는 세

증언자 L2는 함흥약학대학 약제학부를 졸업하고 북한 함경도 ○○병원 약제사로 12년 근무하다가 남하하여 한국에서 S대학 약학과 4년제를 재(再)수학하여 약사면허를 취득하고 현재 약사로, 대한약사회 국제위원회 부위원장, 정책위원회 위원으로 활동하고 있다.

또한 경남대 북한대학원에서 북한학 석사학위와 북한대학원대학교에서 정치·통일전공 북한학 박사학위를 취득한 바 있다.

석사학위논문: 북한 보건의료의 파행화에 대한 연구

박사학위논문: 북한의 '보건일군' 양성정책에 대한 연구 등 다수의 연구가 있다.

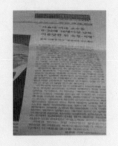

동아일보
(2013.05.03 A1)
"서울대 의대교수들 6.25때 16명이상 납북" L2박사학위논문 소개

자리 숫자로 유추된다. 이와 같이 북한의 보건의료인력(보건일군)은 층위가 나뉘어져 있으며 이들은 이수교육의 종류에 따라서 상등보건일군과 중등보건일군 그리고 노동자로 구별되며 이들에 대한 교육기관은 의학대학과 의학전문학교를 통하여 양성되었다.

북한은 해방 후 어려운 조건에서도 사회주의 보건의료의 무상치료제를 실시하기 위한 데서 무엇보다도 보건의료인력 양성의 중요성을 인식하고 일찍이 인력양성 교육기관의 설립과 그 전개와 추진에 각별한 힘을 집중하였으며 그에 근거하여 보건의료 인력의 중추적 역할자인 의사와 약사를 비롯한 상등보건인력의 양성을 다그쳐 나갔다.

보건의료인의
실력수준

남한에서 흔히 의대생이라고 하면 대단한 수재로, 또는 공부벌레로 무릇 사람들에게 읽혀지고 있는 게 현실이다. 그러면 북한은 어떠할까. 북한에서도 역시 의(약)대생이라고 하면 일반인들과는 매우 거리감이 있는 '올라가지 못할 나무 쳐다보지도 말라'는 속담을 방불케 하는 대상들이기도 하다. 북한에서의 그런 대상들이 어느 날 탈북으로 인한 급조된 사회이탈에 의하여 고급전공 기술자에서 무직자로 전락된다.

비교적 가까운 실례를 든다면 청진의학대학을 졸업하고 북한의 청진시의 어느 한 병원에서 산부인과의사로 근무하던 탈북의사가 2016년 8월 13일 인천 연수구의 청소업체 용역회사 노동자로 근무(고층건물 유리닦기작업)하던 중 추락하여 사망하는 안타까운 소식이 뉴스를 통하여 전해졌다. 사고 당한 前산부인과 의사는 아내의 병 치료를 위하여 국가고시 준비와는 거리가 멀게 청소업체의 일용직 근로자로 하루하루를 생계용 일꾼으로 보내는 것에 안주하였으나 매일 미래와 가족을 위한 일기쓰기도 게을리 하지 않았으며 전직 의사 직에 대한 막연한 상상을 숨기고 열심히 일하며 살다가 당한 봉변이었다. 이러한 안타까운 현상들이 그 어느 다른 그룹도 아닌 의사 계급에 발생하였음은 우리나라의 통일정책의 일환인 탈북자정착의 아쉬운 점이며 오점(汚點)이 아닐 수 없다. 이 하나의 현상 역시 북한의료인에 대한 부정적 사고와 배타성이 지배적인 우리에게 던지는 메시지적 의미가 짙다고 할 수 있다.

서울대학교 의대 신희영교수

서울대의대교수, 신희영

신희영교수

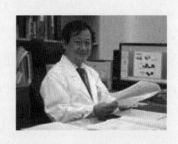

- 서울대학교 의학대학 교수
  2011년 제7회 대한소아혈액종양학회
  추계학술대회 학술공로상

경력 2016.07~ 서울대학교 연구부총장
      서울대학교 의과대학 소아과학교실 교수
      서울대학교어린이병원 소아청소년과
      혈액종양분과 교수, 통일의학센터 소장

2015년 청진의대졸업생을 서울대학교 의대생과 함께 공부시켜 실력타진을 해보았는 바 놀라운 성적을 알 수 있었다는 서울대 의과대학의 신희영 교수님의 발표를 접할 수 있었다. 아래에 2015년에 있은 통일의학센터장 신희영의 춘계통일의료학회 발표(2015.04.24.) 원문을 싣는다.

"통일이 되었을 때 남과 북의 의사가 과연 같은 개념으로 인식될 수 있을지에 대한 고민을 함. 남쪽에서 의사면허를 받는 것과 북에서 받은 의사면허의 내용이 다르다면 같은 의사라고 인식될 수 없음. 이러한 문제의식으로 남과 북의 의사양성 교육과정을 통일이 되기 이전에 동질화시켜야겠다는 구상으로 다양한 노력을 하고 있음."

● 서울대의대에서는 올해(2015년) 초 처음으로 새로운 연구를 시작했음.
● 탈북해서 한국 의사면허를 딴 의사선생의 따님과 조카가 7년 전에 탈북함. 한명은 청진의대를 정식으로 졸업했고 한명은 청진의대 통신학부를 졸업함. 이 두 사람을 대상으로 2015년 4월 초부터 서울의대 본과 2학년생들과 강의를 똑같이 듣게 했음. 시험도 똑같이 보면서 현재까지 진행 중임. 이 실험을 통해 많은 것들을 배우고 있음.
● 1~2개월에 한 번씩 면담을 하면서 배우는 과정이 어떤지, 동일한 교과과정으로 배웠는지 등에 대한 체크를 하고 있음.
● 굉장히 놀라운 것은 제대로 의대를 졸업한 한 친구는 우리 학생과 똑같이 시험을 보게 했을 때 현재 중간 수준으로 따라가고 있음.

이를 통해 청신의대 컨텐츠 자체가 큰 문제가 없음을 확인했음. 또한 기본적인 의사가 되기 위한 소양을 가르치는데도 기본적 지식을 전달하는 데도 충분함. 짧은 기간의 실험이지만 북한의 지방의대 학생이 서울대 의대 교육을 따라갈 수 있는 수준임을 확인하였다.

● 사실은 오랫동안 평양의대 교육은 많이 볼 수 있었다. 평양의대 교육은 결코 떨어지지 않으며 이미 평의대 학생들의 수준은 엑설런트 한 부분에 대한 검증이 되었다고 생각한다. 이번 기회에 청진의대도 역시 똑같구나 하는 걸 알게 되었다.

상기의 발표를 통하여 서울대의 신희영교수는 결코 북한의 지방의대생들의 실력도 인정하게 되었음을 확인하였다고 발표하였다. 이는 필자에게 대단한 힘이 되고 북한출신으로서 대단한 기적이라고 생각되는 바이다.

통일 의사제 도입 제안, 경쾌수

통일보건의료학회 2015년 12월 서울대에서 열린 추계학술대회에서 "남북보건의료 인력개발"이라는 제하의 논의에서 경쾌수(하나의료반도연합, 내과전문의)는 아래와 같이 언급하였다. 북한에서 6년제를 졸업하고 5급 이상의 의사 혹은 북한에서 경력 6년 이상 된 의사에게 보건복지부 장관명의의 통일의사자격을 주어서 KMA를 면제하고 인턴과 전문의 과정을 바로 들어갈 수 있는 자격을 부여하고 전문의 과정을 마치고 시험을 통과하면 한국에서 독자적으로 의료활동을 할 수 있도록 길을 열어줄 것을 제안합니다.

경쾌수원장
한반도 의료연합 이사장

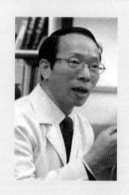

경력　한국 CCC아가페 의료봉사단 이사장
　　　한국 기독의사회 이사
　　　강남구 의사회 이사
　　　강남구 개포동 개포내과병원장

한편 통일의사를 통일보건의료정책의 정책개발자나 예방의학교실 연구원으로 일정한 급여하에 채용하여 통일 후 적용될 보건의료분야의 통일정책을 만드는데 현실적이고 실질적으로 기여하게 길을 열어줄 것을 제안합니다. 이는 우리만의 일방적임이 아닌 탈북의사들이 같이 만든 통일정책들이 통일 후 북한에 있는 의사들이 흔쾌히 받아들일 수 있는 정책이 될 것입니다. 아울러 북에 있을 때나 탈북하는 과정에서 극심한 정신 육체적 충격을 겪은 그들을 잘 이해하고 돌볼 수 있는 탈북자 출신 정신과 의사도 많이 양성할 것을 제안합니다. 상술된 경쾌수 원장의 이러한 정책제안은 비교적 북한사회에서 안정적이었던 의사직의 과거생활 일탈로 인해 남한사회의 배제와 부정시각으로 혼란이 많은 탈북의사들에 대하여 보다 관대하고 긍정적인 시각으로, 그리고 가급적이면 포용적이고 관용적인 자세를 가지고 이들을 잘 관리함이 차기 통일시대 지향에 있어서도 시너지적 역할을 놀 수 있음의 수용적인 자세의 검토의 창의적 제언이었다.

그런가 하면 이날 이윤성(서울의대 법의학교실 교수)은 "북한의사의 종류와 자격"이라는 제하의 토론에서, 북한의 의학교육은 전체적으로 고등학교를 졸업하고 대학교육을 6년 동안 받으며, 전체적으로 기초의학과 임상의학 교육을 받으며 필요한 임상실습을 받는다. 일견 우리의 의학교육과 비슷하다. 요컨대 단순히 같은 민족일지라도 북한의사를 그대로 우리나라 의사자격이 있다고 단정할 수는 없다.

어떤 형태로든 일정한 자격이 있는지를 검토하되 특수한 상황을 고려하여 면허수여여부를 판단하여야 한다는 북한의사에 대하여 다소 소극적 성향의 엇갈리는 시각과 의견들이 분분한 것이 현재 남한의료인의 탈북의료인에 대한 단견적 시각과 견해이다. 이는 멀리 궁극적인 목적여하의 전망지향적인 자세보다는 대학교수의 권위적이고 주인의식의 우월감위주인 일방적 측면지향 성향의 즉흥적인 토로에 비롯된다고 생각된다. 동시에 북한의사들에 비하여 대부분 보수지향성의 지배적인 남한의사들의 개인 또는 집단 특성상 이권을 둘러싼 동업자 타인에 대한 과도한 부정의 표현이라고 단정지어지는 대목이다.

남한 입국 6개월 만에 의사면허 취득

2015년 4월 30대에 북한의 병원의사로 근무하던 중 탈북하여 하나원을 졸업하고 6개월간 국가고시공부를 하고 2016년 1월에 있은 의사국가고시에 1회 만에 합격된 놀라운 사실이 또 하나있다. 이는 남이나 북이나 의대생들의 실력이 유사하게 비례한다는 반증이다. 합격된 본인은 북에 두고 온 가족격정으로 언론노출을 일절 삼가를 요하는 관계로 아직까지 남한에서 잘 알려지지 않았지만 실제적 사실이다. 북한에서 청진의학대학을 졸업하고 어느 한 소도시의 모병원 현직의사에서 남하한 사례이다. 대학을 졸업한지 경과한 시간이 있었으나 6개월간에 남한 사회물정도 서먹한데 학문의 컨텐츠나 그에 따르는 유형들을 모두 캐치하고 국가고시에 통과(pass)된다는 점은 역시 북한 보건의료인의 실력도의 반증이며 이는 아울러 통일한국의 보건의료인력의 통합문제에 주는 메시지적 효과가 있다.

그러나 한반도의 통일지향의 범(凡) 전망적인 견해를 대입한다면 보다 긍정적이고 관용적인 자세와 입장이 필요한 시점이 아닐까 하는 의구심도 없지 않다. 그러면 실제로 한국에 와서 면허를 재 취득하고 의료현장에서 근무하는 재북시 의료인들의 소감(통일의학회지 2016년 1호 기재 재인용)을 아래에 인용한다.

"통일이 되면 오히려 북한의사들의 실력이 더 높을 것이라고 생각돼요. 대학교육도 남북한을 모두 경험한 나 자신으로서는 결코 북한의 의대교육이 남한에 비해 못하진 않았다고 생각되거든요. 왜냐하면 그들은 기계와 설비의 도움 없이 오직 자신의 경력과 실무능력에 의한 진단과 치료의 노하우가 많기 때문이지요. 또한 북한의사들은 기술학습과 재교육시스템 등 여러 가지로 학습기회와 통제기구가 많이 작동하므로 부단한 자기발전과 상승을 위해 노력하기 때문이기도 해요. 다만 통일·통합 시를 대비한다면 통신교육과 특설교육생들의 분별이 문제시될 뿐이라고 생각돼요." (北 청진의학대학 동의학부 졸업, 南 세명대학교 한의학부 졸업 후 현재 ○○한의원 운영)

"통일이 되면 북한 임상의사들의 수기와 의료활동에 아무런 문제가 안 된다고 생각해요. 현재 나는 작은 병원 원장으로 남한국민들에게 진료활동을 하는데 북한의 진료방법 그대로 하여도 전혀 문제가 안돼요. 단, 의료기구와 장비들에 대한 숙지가 처음에 좀 생소하였을 뿐 한두 번 숙련하고 적응하면 금방 숙지가 되고 지금은 전혀 문제가 안돼요. 주 고객이 노인층이라 오히려 5진법(問診, 視診, 觸診, 打診, 聽診)에 의한 방법을 대부분 적용하니 환자들이 더 친숙해하고 선호도가 높은듯해요. 진료수기에서 그러한 장점 대신 자본주의 남한의 수가제에는 못 미치는 단점이 있지만 환자만족에 최선을 다하는 보람과 자부가 더 크죠." (北 평양의학대학 임상학부 졸업, 南 의사면허취득, 현재 서울 ○○의원장)

"통일이 되어 어려울 것이 하나도 없다고 봐요. 오히려 남한에 와서 탈북 한의사들이 끄떡없이 한의원들을 개업하고 경영하며 다년간 유지하는 모습들을 통해 북한사람들이라고 결코 저조하거나 부족할 것이라는 편견은 너무나 가벼운 오판이라는 걸 증명하죠. 단 기계장비와 설비 등에 대한 숙지와 그에 대한 습득의 선행기간을 어느 정도 가진다면 얼마든지 남한 진료행위의 어려움은 해소되며 이와 같은 맥락으로 나아가서 보건의료인 통합을 문제 삼는 것은 너무나도 소모적이라고 생각되며 통일을 염두에 둔 인력통합문제는 조금의 노력과 시간만 들인다면 그리 어렵게 담아둘 문제는 아니라고 단언하고 싶어요." (北 평양의학대학 동의학부 졸업. 南 한의사면허취득 후 현재 서울 ○○한의원장 10년)

"통일이 된 후의 보건의료계와 보건일군 통합을 생각할 때 다소의 초기 어려움이 존재할 테지만 전혀 문제 시 되지 않는다고 봐요. 왜냐하면 약학대학의

북과 남의 대학을 모두 이수한 경험자로서 교재가 거의 유사하였기 때문이
죠. 숫자와 화학기호, 약초명, 병명 등이 기본인 의약언어에서 하나도 다른 것
이 없었고 다만 학습과 시험방법이 다른, 구성과 형식 등 시스템의 차이가 초
기 어려움을 유발하였지만 시간이 경과하면 해소될 문제라고 봐요. 교육(4년
제)에서 오히려 북한교육(전공실습 6개월)보다 실습부분이 조금 미비다고 봐
요. 현재 남한에 6년제 약학대학이 도입되어 이 아쉬운 부분은 보완되었지만.
다만 약학부문에서는 동일성분으로 출발한 제약회사들마다의 다른 상호명의
여러 가지 약품들의 숙지인데요. 이는 남한의 약사들도 약대졸업 후 현장 근
무 시 부단한 학습을 통하여 숙지해야 한다는 점을 고려할 때, 통일 후 북한
의 약제사들(동일성분의 각이한 약품)도 이런 부단한 노력의 숙지를 수반한다
면 하나 됨의 문제는 그리 난해한 문제가 아니라고 생각돼요." (北 함흥약학대
학 졸업. 南 삼육대학 약학과 졸업. 현재 ○○약국장)

북한의 의학교육을 받고 다년간 재북시 의료활동을 하였고 남한에 와서
의사면허를 취득하고 현재 의료활동 중에 있거나 또한 남북한의 의(약)학교
육을 동시에 수강한 경험이 있는 남북동시자격의 의료인들의 소감을 통해
남북한의 의료인통합에서의 오히려 얼마간의 시간을 경과하여 기계나 설비
습득과 다양한 약품상품명만 숙지한다면 현직 남한의료인들에 비할 바 없
는 수기실력들로 진료활동에서 긍정적일 것이라는 한결같은 반응들이다.
이와 같은 맥락에서 남한 의사국가고시 6개월 공부의 1회만에 합격을 이루
어낸 기적들에서 남북한 의료인통합의 충분한 가능성을 시사한다. 그러면
북한의료인들이 받은 북한의 의학교육은 남한의 의학교육과 과연 어떻게
다르며 그 극복방안은 무엇일까, 라는 문제의식을 전제하여 북한의 의학교

육에 대하여 살펴보고자 한다.

의(약)사 교육

북한의 보건일군에서는 상등보건일군이 주류인바 여기에는 임상의사, 구강(치과)의사, 고려(한)의사, 위생의사와 약제사(양약, 고려약)가 해당된다고 이미 정의하였음이다. 이들은 대학교육에 의하여 양성된 상급인력들이며, 여기에는 전문교육과 속성교육, 단기교육 이수자들이 모두 포함된다. 이들은 상등보건일군으로 의학대학과 약학대학을 졸업하고 치료예방기관의 현직에 근무하는 보건일군들로서 북한사회에서 비교적 인텔리로 각광받고 있으며 사회구성원의 중추를 이루는 고급인력자원에 속한다. 이러한 의(약)사들은 의학대학 보통 6년과정을 소화해야 되며 이는 기초학부와 전공학부를 통하여 수학한다. 여기서는 이러한 의(약)사들의 어떤 교육과정을 통하여 양성되며 그 학제와 커리큘럼의 교육프로그램을 살펴보고자 한다.

의(약)학대학 기초학부

의학대학에 입학하면 3년간 기초의학부에서 교육을 받는다. 3학년에 진학하면 임상, 구강, 위생, 고려 등의 학과로 분할되어 각각의 교육기간을 마치게 된다. 따라서 의학대학도 어느 학과인가에 따라 교육 이수기간이 다르다. 현재는 임상의학부와 고려학부는 6년, 구강학부는 5.5년, 위생학부 5.5년, 약학부 5.5년으로 교육 이수기간이 각각 다르다. 제대군인은 고등중학교 교육과정에서 오랜 기간 배제된 점을 고려하여 교육기간이 1년 또는 6개월

증가한다.

그러나 최근의 의학대학과정에는 3개 학부(구강, 위생, 약학)의 교육기간이 같아졌다는 전언(K6)도 있다. 최근에는 의학대학에 외과반이 신설되었다는 전언(H4)도 있다. 북한에서 학부는 처음 입학 시에 교무부에 의하여 제정된다. 한 마디로 개인의 자율성과는 무관하게 당국의 일방적 조치에 무게중심이 있다. 이때 바로 백그라운드를 동원하여 저마다 임상학부에로의 비리들이 동원되는 바 순수한 실력파의 빽없는 학생은 임상의학부에서 다른 과로 가게 되며 여기서 제일로 힘없는 학생은 약학부에 흘러가게 된다. 이에 약학부생들은 일명 약자들만의 모임이라고 자체 위로한다. 한편 순수한 실력자들만의 집합으로 실력면에서 상위수준임은 기초학년 과목담임 교수들의 학과수업 중 경탄으로 발현되기도 한다.

의학대학 기초의학부(고등수물과목과 예체능수업위주)는 임상학부의 1~2학년(1985년 이전 1~3학년: 85년 이후는 고등중학교 6년과정 이수자들이므로 기초 2년)과정이다. 기초 의학부를 거쳐 임상의학부로 진학한다. 기초학부에서 수강하는 과목은 해부학, 미생물학, 생리학, 병태생리, 위생학, 영양학, 생화학 등이다.

남한과 달리 북한은 학생들의 수강신청을 하지 않고 교무행정의 전공필수를 고려한 일률적인 시간표를 작성하고 그 지시대로 따를 뿐이죠. 남한에는 자율적인 수강개념이 우세하여 학급개념이 희미하나 북한은 대학시절 한 학급이면 한 교실에서 같은 과목을 다 같이 수강하고, 교실이 1년간은 고정이며 남한처럼 전공필수과목, 전공선택 등과 같은 구별이 없고 졸업시험과목과 기말시험 과목 등으로 나뉘죠. 즉 커리큘럼을 타산한 교과시간표가 교무행정에 의해 집행되는데, 이는 북한의 정치사회화 교육의 이념과 원칙에 근거하여 모든 정치 행사들과 노력동원 등을 고려한 시간쟁취 때문이기도 하죠.

1학년 때 제일 힘들었던 과목이 라틴어였던 것 같았어요. 전 중학교 때 로어(러시아어)전공 이어 발음과 자모패턴이 영어와 비슷한 라틴어 시험은 매 주마다 쳤는데, 영어배운 애들은 시험 때마다 점수도 높았지만, 전 늘 쩔쩔 매곤 하던 것이 제일 기억에 남아요. (L2 증언)

북한의 의학대학을 졸업한 재북시 의료인들의 증언을 바탕으로 아래 표에 기초학부에서 수강하는 교과목들을 제시하였다.

기초학부 수강 교과목

구분	기초수강 과목들
1학년	김일성 혁명역사, 김정일 혁명역사, 수학, 물리, 화학, 라틴어, 체육, 외국어 등
2학년	정치경제학, 당정책, 주체철학, 미일 침략사, 해부학, 해부생리학, 병리해부학, 논리학, 조직학, 약리학, 생화학, 정신병학, 프로그램 작성법(전자계산기-컴퓨터), 유전의학, 외국어 등
3학년	김일성주의 기본, 남조선 문제와 조국통일, 당정책, 전염병학, 기생충학, 미생물학, 병태생리학, 결핵/간염과, 피부/이비과, 외국어 등

기초의학부의 기초과목으로는 주로 수학, 물리, 화학(일반)과 외국어로 고등중학교에서 계승한 과목 외에 외국어로 라틴어가 있다. 남한과 달리 북한의 의(약)대생들에게는 기초 학년에 라틴어교육이 진행된다. 라틴어는 북한에서 의학공통어로 대학 1학년에 배운다. 주로 쓰고 읽기 정도의 교육인데 문법을 비롯한 기초위주보다 병명과 약명 그리고 진단명만이 기본일 뿐이다. 이는 병원 내에서의 진단명과 처방명이 모두 라틴어로 통용되는데 비롯된다.

주로 1,2,3학년과정의 교과목들은 남한에서와 유사하게 의학기초이론들에 집중하고 윤리과목들에 포커스가 집중되어있음이다. 그러나 북한에서 윤리과목은 대부분 김부자의 생애와 혁명이론이라는 점이 특이한 점이다. 북한의 윤리과목에 속하는 김부자 생애와 치적수강은 전(全)학년에 분포되어 있으며 이는 국가졸업시험과목으로 되어있는바 그만큼 중요시되기도 한다. 그 세부적인 내용은 뒤(졸업부 4장)에서 다루기로 한다. 의(약)학대학의 수업방식은 남한과 유사하다. 단, 남한의 수업방식은 교수의 수업진행에 따라 학생은 교과서에 중요 표시를 하며 넘어가지만, 북한에서는 공책에 교원의 수강내용을 일일이 받아 필기하는 방식이다.

북한의 고등교육은 김일성이 1970년대에 '우리가 조국통일을 위해서도 한자공부를 강화해야 할 필요성이 제기 된다.'에 따라 중요 부분은 한자(漢子)와 영어병용표기를 일반화한다.

예를 들면, 강의시작의 서두에 나오는 장(chapter)의 제목들은 모두 한자와 영어를 병기한다. 이런 굵직한 글씨의 주제어들은 학기말과 학년말 시험문제의 5, 6번 문제로도 제출된다. 수업형식 역시 남한과 유사하다. 처음 전시간 배운 내용을 테스트하는 식의 수업오픈을 하고, 다음 임의로 쪽지시험 (Quiz)을 보기도 한다. 이러한 평균점수의 발현이 바로 학기말 시험으로 대치하는 부차과목(선택과목)도 있다. 기초학부를 마치면 대학 교무과에 의해서 매 학생들의 학부가 선정되고 학생들은 학부별로 선별되어 구성된다. 아래의 표는 여러 증언을 바탕으로 의학대학의 학부와 교육기간을 제시하였다.

의(약)학대학의 학부와 교육기간

학부별		교육기간
의 학 부	기초의학부	3년
	임상의학부 (제대군인의 경우, 예과 1년)	3년(총 6.5년)
	고려의학부	3년
	구강의학부	2.5년
	위생의학부	2.5년
약 학 부	신(양)약학부	5.5년
	고려(한)약학부	5.5년

각 의학대학의 총 교육기간은 6년이며, 제대군인의 경우 예외적으로 6.6년이다. 다만 7년제였던 의학대학과정은 80년대 중반 입학생부터 1년 감소되었다. 이는 11년제 의무교육이 일반화되면서 1, 2학년 기초학부과정의 고등수학과목에 대한 수강이 더는 필요하지 않은 사정과도 비롯된다. 또 다른 요인은 90년대 들어 교육부문의 국가적 투자가 부족했던 사정과도 관련

된다. 평양의학대학의 취업 전 교육에 대하여 보건복지부의 2008년 자료는 다음과 같이 인용하고 있다.

교직원 및 학생: 이 대학은 5년 6개월 과정으로 각 학년 학생 수는 대략 600명 정도이고, 전체 학생 수는 4,500명에 달한다. 최근 몇 년간 입학인원이 1,000명에서 점차 줄어들었다. 남녀 학생 구성비는 동일하다. 10개의 교수단에서 근무하는 교원 수는 700명에 이른다. 이들을 또한 커리큘럼에서 사용하는 교재의 저자들이기도 하다.

이와 같이 보건복지부의 2008년 자료를 통하여 평양의학대학에서 해마다 대략 600여명의 학생들이 교육받고 있으며, 현재에도 교육은 꾸준히 지속되고 있음을 알 수 있다. 한편 평양의학대학 2008년 졸업생(2002~08)에 의하면 한 학년 학생수가 700명이었다는 증언(K10)도 있다.

전공의학부(임상·고려·구강·위생)

임상학부는 임상의학을 교육하며, 임상분야의 교원, 연구사, 의사가 되기 위한 전공교육을 진행한다. 의학대학의 학제는 보통 6년과정(기존 6.5년)인 임상의학부와 고려의학부를 제외하고 5년 6개월이다. 임상의학부, 고려학부, 구강학부와 위생학부가 있는데 매 학부수의 학생 수는 교육부의 수지(收支)밸런스에 따라 증감된다. 임상의학부에서 취급하는 과목은 내과학(총론, 각론), 외과학(총론, 각론), 소아과학, 산부인과학 등이 있다. 5학년에는 법의학과 고려의학, 보건경영 및 조직통계학을 배우며, 6학년에는 거의 실습 위주 교육이 진행된다. 주로 내과, 외과, 소아과 실습은 해당 전문 병원들에서 진행한다.

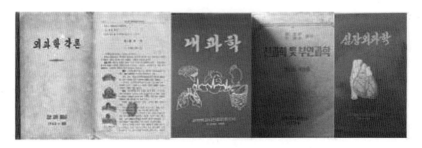

북한의 의대 교과서들

임상학부에서 세부적으로 배우는 과목들을 보면, 내과학으로는 내과진단학, 소화기내과학, 순환기내과학, 물질대사내분비학, 비뇨기내과학, 신경내과학 외에 기생충증과 전염병이 포함되어 있으며, 외과학에서는 외과학총론, 일반외과학, 복부외과학, 정형외과학, 흉부외과학, 수술학, 뇌신경외과, 복부외과, 비뇨기과, 정형외과, 직장항문외과 등과 노인외과의 개념과 특징 및 노인외상 등 노인관련 내용이 포함된다. 또한 산부인과학에 광천물리치료나 체육, 식이요법등을 다루며, 소아과학에서 탁아소에서 어린이 보육이나 소아과 의사담당구역사업 등에 대한 내용이 포함된다. 이 외 방역학, 법의학, 방사선학, 정신과학, 신경과학, 마취과학, 안과학, 이비인후과학, 피부성병학, 비뇨기과학들을 배우며 이외에도 렌트겐학, 광천물리치료과(기능회복의학), 전염병학, 결핵학, 고려의학, 위생총론, 구강총론, 보건경영학, 군진의학 등 과목들을 배운다.

평양의학대학의 경우를 들면 30개 강좌로 내과진단학, 일반내과학, 호흡기내과학, 순환기내과학, 소화기내과학, 비뇨기내과학, 소아과학, 신경병학, 전신의학, 결핵학, 전염병학, 피부성병학, 고려의학, 보건경영학, 외과총론, 수술학, 일반외과학, 뇌신경과학, 흉부외과학, 복부외과학, 정형외과학, 비뇨기외과학, 마취소생학. 산부인과학, 안과학, 이비인후과학, 종양학, 법의학, 렌트겐학, 방사선학이 있다고 황상익 외(2003)는 언급하고 있다.

고려의학부

고려의학부는 1960년 초에 신설되었고, 목적은 고려의사(한의사)양성이다. 고려학부는 양의학의 현대의학을 보완하며 고유의 한의학(민간의료)을 과학화하려는 이유와 목적을 가진다. 교육내용과 방법은 3학년까지는 기초의학부와 동일하고, 4학년부터는 임상의학과 고려의학을 결합시키되 고려의학 위주로 교육한다. 고려의학과 출신의 면접대상자는 다음과 같이 증언하였다.

고려의학부에서 주로 취급하는 과목들은 기초학부 때는 일반적으로 다 같은 과목을 수강하고, 전공학년에서 고려의학기초(고려의학이론), 고려약학, 고려의 진단학, 고려약 처방학, 보약학, 고려외과, 고려내과, 고려소아과, 고려 산부인과, 고려 안/이비인후과, 침구학(치료안마학 포함), 렌트겐 및 방사선의학(서의), 정신의학, 광천물리치료학, 보건경영학, 군진의학 등을 수강하고, 다음 6학년에 전공실습과정 6개월을 진행해요. 전공실습으로 고려내과, 고려외과, 고려소아과, 고려 산부인과 등의 실습요강을 집행하죠. (K2 증언)[2]

---

2) 증언자 K2는 1988년 청진의학대학 동의학부를 졸업하고 함북도 의학연구소와 청진 모병원 의사근무 중 탈북, 현재 한국서 충남대 한의학부 재 수학하고 면허취득 후 ○○한의원장으로 근무하고 있다.

북한은 1956년 당 제3차대회 이후 고려의학에 대한 관심이 고취되었고, 1976년부터는 11개 의학대학에서 동(東)의학부가 설치되어 매년 수백 명의 고려(한)의사가 배출되고 있다. 북한의 의학교육(황상익 외 2003)에 의하면 동의학부가 의학과와 별도로 있어 의학대학생은 100여시간 고려의학을 교육받는다. 동의학 이론 및 실습은 총 100시간이며 이는 4~5학년사이 실시한다.

교육내용으로는 침구, 뜸, 부황의 고려약 조제 등이 포함되어 있다. 6학년 후반부 6개월 동안에는 임상실습만 한다. 고려(한)의사들에게는 신(양)의학을, 양의사들에게는 고려의학을 이수하도록 하였으며, 1960년대는 평양의학대학에 고려(한)의학부를 조직하여 고려의 전문 일꾼을 대대적으로 키워내도록 하였다. 이에 대한 통일부(북한의 의료실태, 2006)의 자료를 인용하면 다음과 같다.

고려의학을 배우는 학생들은 양방교수에게서 양의사 과정학생들과 같이 이론과 실험·실습을 정규적으로 거의 다 배운다. 학생 수는 900~1200명이며, 매년 졸업하여 사회에 배출된다. 본과 1~2 학년 때 기초의학을 이수하고 양의학과 함께 고려의학에 대한 이론·임상·실습을 진행하고 있다.

고려(한)학부는 1990년대 후반 동구권 사회주의 붕괴에 따른 수교중단과 자연재해와 국내 자원고갈 등에 의한 의료난을 타개하기 위한 방안의 하나로 고려의학을 탈출구로 삼는다. 이에 따라 90년대 후반기부터 의학대학들에서 고려의학부에 1개 학급씩 증편되어 30여 명의 고려의사가 추가로 양성배출하였다는 증언이 있다. 북한은 1990년대 의료난에 대처한 위기극복의 미봉책으로 대부분의 진료방식과 처방방식을 고려의학으로 대처하는 전략을 내세웠다. 그 결과 1990년대 중반부터 의학대학의 고려학부생이 거의 100여 명 증가했다는 전언(B3)도 있다. 한편 각 병원에는 고려과가 신·증설되고 양의치료에서도 고려의학 70% 도입이 강조되었다. 이에 따라 의사의 '구급왕진가방'에는 구급의료약(양약) 대신 침통, 부항, 뜸봉 등 한약 구비품을 갖추도록 하는 조치가 취해지고 이를 위한 검열통제의 방법으로 적극 그 실행을 독려하였다.

구강학부(치의학부)

구강학부는 남한에서 치의학부로 불리운다. 기초의학부에서 3년간 기초의학과목들을 이수하고 구강학부에 진학하여 구강 전문의가 되기 위한 전공의 수업을 수강하며, 전공실습 역시 전공과－구강과(치과)를 대상으로 한다. 구강학부는 1946년 함흥의대 창설 시기부터 운영되어 온 학부이다. 그 규모는 매 대학마다 한 학급을 유지해 오다가, 1980년대 말 '무치리(無齒理) 퇴치' 운동에 대한 김정일의 지시로 그 중요도가 부각되면서 각 의학대학에서 구강학부의 학급 수가 기존의 1개에서 그 이상으로 증가되었다.

이 시기에 김일성에 의해 평양에 대규모의 '구강병 예방원'이 건립되기도 하였다. 1984년 12월 25일에 준공된 이 병원은 렌트겐실을 비롯한 실험실, 보철실, 치료실 등 16개의 과와 실로 구성된 현대적 설비를 갖춘 병원이다. 중앙의 이런 조치의 일환으로 각 도마다 구강병원이 신설되었으며, 의학대학 구강학부생들과 학생들이 증원되기도 하였다. 또한 하부말단인 각 리(理)단위 진료소에 보철사 1인씩을 배치하게 하여 '무치(無齒)근절운동'의 캠

페인을 벌여 이를 통한 당의 은덕 소개와 당 정책 관철을 독려했다.

북한에서 구강학부 교육을 이수한 L1[3]의 증언을 아래에 제시한다.

구강학부의 수강과목으로는 일반임상학부의 내·외·소아·산부인과학 등을 압축수강하고 다음 구강 전공과목인 구강내·외과의 총론, 각론들과 보철학, 치주과학과 얼굴 턱관절 및 성형학 등을 수강하죠. 북한교육에 비하여 남한에 와서 의사고시를 패스하고 의료부문에 임해보니 한국에서는 보다 세부적인 지식을 요하고 단순한 수기작업만 정통하면 되었던 북한의 구강학문에 비할 바 없는 기술과 응용을 요하여 그 심도를 알아가느라 늘 공부하고 자질향상에 힘써야 했어요. (L1 증언)

구강학부를 졸업하면 구강의사 자격(면허)을 부여받으며 직무 배치도 오직 구강과(치과) 의사로만 한정된다.

위생학부

위생학부는 남한의 의학대학에는 예방의학 교실형태로 존재하는 북한 특유의 학부이다. 당의 예방의학적 방침을 실현하기 위한 취지에서 설립된 학과라고 할 수 있겠다. 위생부문은 해방 전 일제시기에도 위생경찰제를 두고 중시한 부분으로서 보건위생에서 놓치지 말아야 할 부분이기도 한 것으로 개인, 환경, 식품 등의 위생분야를 광범하게 포괄하고 있다. 북한의 의학대학의 위생학부는 한 해에 한 학급씩, 각 대학에서 23~25명씩을 양성하

---

3) 증언자 L1은 평양 제1고등(수재)학교를 졸업하고 1990년 평양의학대학 구강학부(주간)를 졸업하였다. 남한에서 의사국가고시에 합격하여 현재 서울의 ○○치과병원 부원장으로 근무하고 있다.

고 배출하는데 각 대학(10개)의 총합을 추산하면 전국적으로 어림잡아 한 해 평균 200여 명 정도 양성됨이다. 이 학부 에서 학생들이 수강하는 과목은 주로 미생물학을 비롯한 전염병학, 환경위생, 산업위생을 위한 과목−위생학, 예방학과목 등이 있다.

위생학부의 의학대학 졸업생들은 위생방역소와 그 유사부문들에만 배치된다. 한 마디로 임상영역과는 조금 거리감이 있어, 병원배치는 드물고, 위생방역사업을 위한 의료인력으로만 활용된다. 예하면 위생방역소와 식료업소의 통제기관 그리고 치료예방기관의 접종의사 등 치료예방기관의 부설단위들의 임용과 충원에만 가능하다. 위생방역소에서는 예방접종과 세균소독, 기생충감염방지, 유해물소독, 전염성질환의 진단과 정기검진 환경위생 등을 담당하므로 보건일군의 병치료술의 기본과는 조금 거리가 있는 학부이다. 따라서 의학대학에서 학과 편성시 기피현상이 나타나는 학부(L5)[4]이기도 하다.

학부선정에서 위생학부 기피현상은 평양과 지방대학에 따라 다르게 나타난바. 평양의학대학에서의 위생학부는 선호도가 높은 반면, 지방 각 도(道) 의학대학에서는 기피현상이 다소 높게 나타난다. 평양의학대학에서만이 위생학부를 선호한다. 이러한 선호현상은 평양의 위생학부 졸업생은 의료기관의 검열·통제기관에 충원될 경우 치료예방기관보다 간부급 대우와 권한이 부여되어 식품이나 환경위생 등 업소가 집중된 수도평양의 권력자가 되는 사정과도 관련된다.

---

4) 증언자 L5는 청진의학대학 위생학부를 졸업하고 국내에서 ○○의대 편입 후 면허취득하여 현재 ○○병원에서 근무하고 있다.

위생학부는 우리 평의대에서 인기도가 높았어요. 왜냐면, 그 학과를 졸업하면 일종의 의학간부나 다름없거든요. 주로 위생감독관리 기관들에서 권력자(평양시의 사회급양망들 영업통제)역할을 담당하기 때문이었죠. (B1 증언)[5]

우리 혜산의대에는 위생학부가 없었어요. 제가 92년–98년에 다녔는데 그 때는 없었고, 언제 있었는지, 언제 없어졌는지는 몰라요. (C2 증언)[6]

한편 평양을 비롯한 의학대학들에 위생학부가 각광받으나 지방의대인 혜산의대에는 위생학부가 없는 현상은 지방의 의학대학에서 학생들의 기피현상으로 학급편성이 어려웠음을 의미한다. 북한의 위생방역에 관한 사항은 보건법에 명시되어 있으며, 위생방역일군 또는 검역 일군이 업무를 소홀히 하여 전염병을 전파시킨 경우 처벌에 대해서는 형법에 처벌근거를 마련해두고 있다. 1980년 제정된 보건법 제26조는 '국가는 전염병을 미리 막기 위한 방역대책을 철저히 세운다'고 언급한다. 보건기관과 해당 기관, 기업소, 단체들은 전염병의 발병조건을 없애고 소독사업을 강화하며 주민들에 대한 면역대책을 철저히 세워야 하며 보건기관과 해당기관들은 다른 나라에서 전염병이 들어오지 못하도록 검역사업을 강화하여야 한다고 강조한다. 이를 토대로 각 대학에서의 위생학부 운영은 정상화 되었으며, 학부의 졸업생은 보건의료의 예방의학부문을 담당하게 된다.

---

5) 증언자 B1은 1983년 평양의학대학 임상학부(주간)를 졸업하여 평양산원에서 제산부인과 의사로 근무, 남한에서 의사국가고시에 준비하고 있다.
6) 증언자 C2는 1998년 혜산의학대학 임상학부(주간)를 졸업하고 혜산 2예방원 과장 근무, 현재 한국에서 ○○병원 무자격자로 근무와 병행하여 의사국가고시 준비를 하고 있다.

의학대학 약학부 및 약학대학

　함흥약학대학의 수업연한은 기존의 6년(1980년대)에서 5.5년으로 약학부, 제약학부, 의료기구학부가 설치되어 있다. 그러나 의학대학 내 약학과는 약제학부(양약)와 고려(한)약학부로 구성되어 있다. 아래표는 L2, B2[7], J3[8]의 증언을 바탕으로 약학을 가르치는 대학들과 각 대학의 수업연한을 표로 제시한 것이다.

약학교육의 학부와 교육기간

구분	대학별	학부별		기간
1	함흥 약학대학	약학부	약제학과	(6년)5.5년
			고려학과	
		의료기구공학부		
		제약학부	합성학과	
			항생소학과	
			생물약품학과	
2	각 도 의학대학 약학과	약제학부		(6년)5.5년
		고려약학부		
3	사리원 장수약학대학 (단과대학)	약초학과		4년
		약제학과		
		동물학과		

　한편, 장수약학대학의 학제들을 살펴보면 약초학과, 약제학과, 동물학과의 3개 학과(L3)로 구성되어있으며 학제는 4년으로 확인되었다. 다만 장수

---

7)　증언자 B2는 함흥약학 대학교를 졸업하고 함흥약학대학 교수를 역임하였다.
8)　증언자 J3는 함흥약학대학교를 졸업하고 혜산소아병원에서 근무하였다.

약학대학 졸업자가 1인이어 복합 확인(cross check)이 어려운 데서의 그에 대한 신빙성 여부도 없지 않다.

준의사 교육

북한의 의학전문학교는 남한에 없는 중등보건의료인 양성 제도이다. 중등 보건일군을 양성하는 교육기관으로 초기에는 많이 장려(지방곳곳에 의료서비스 전달목적)되었으나, 최근에는 그 가치가 하락되었다. 그러나 여전히 북한의 사정상 의료부문 종사 희망자들은 학업연한이 단기간이란 면에서 선호하는 교육기관이기도 하다(주로 학업성적이 부족한 권력층 자녀들이 선호하는 교육기관). 이러한 의학전문학교는 각 도마다 1개정도씩 있으며 여기서는 중등 보건일군들-준의사, 준의, 준약제사, 조제사, 보철사, 안마사, 간호원, 조산원-이 양성된다고 승창호(평양, 1960, 44p.)는 언급한다. 의학전문학교는 각 도에 1개교 이상 설치되어 있으며, 여기서 중등 보건일군들-준 의사, 준의, 준 약제사. 조제사-과 보철사, 안마사, 간호원, 조산원 등이 양성된다. 이들의 교육기간은 4년, 3년, 2년 등 다양한 바 이는 4년제일 때는 고등의학전문학교라 하였고, 3년제(1985년부터)가 되면서 '고등'은 삭제되고 의학전문학교로 불렸다. 이러한 중등보건의료인력 양성시스템은 의사담당 구역제의 원만한 실현을 위해서는 의료서비스를 담당수행할 보건일군이 필요하나, 당시에는 양성된 보건일군의 수가 부족하였으므로 중등보건일군이라는 유형을 통해 단기간 내에 보건일군의 수요를 충족시키려는 의도에서 비롯된 것으로 적은 투자(시간, 자금)에서의 효율성극대화에 기인된

북한의 의학전문학교들과 지명

NO	학 교 별	소재지
1	평양외과 단과대학	평양시 대동강구역 북수동
2	사리원 장수약학대학	사리원시 원주동
3	평성의학전문학교	평성시 문화동
4	함남 의학전문학교	함흥시 성천강구역
5	경성의학전문학교	함경북도 경성군 읍
6	신의주의학전문학교	신의주시 평화동
7	남포의학전문학교	남포시 와우도구역
8	원산의학전문학교	원산시 평화동
9	사리원의학전문학교	사리원시 은하동
10	강계의학전문학교	강계시 연풍동
11	혜산의학전문학교	혜산시 혜명동
12	해주의학전문학교	해주시 광하동

다고 볼 수 있다.

위의 표는 북한의 의학전문학교들과 지명을 각 지역의 북한이탈주민들의 증언을 바탕으로 작성한 것이다. 단과대학으로는 평양 외과단과대학과 사리원 장수약학대학이다. 보건의료 인력교육의 중등보건일군에 대한 교육은 각 도의 의학전문학교가 담당한다.

아래의 C3의 증언에서 전문교육을 통한 양성 상황을 엿볼 수 있다.

경성의학전문학교의 1985년도 졸업생들을 보면 의학과 90여명(30×3) 약학과

26명, 구강학과 30명, 고려학과 27명, 간호학과 90여명(30×3), 보철사 25명, 안마사 25명 등 350명이었어요. (C3 증언)[9]

위의 인용에서 보듯이, 의학전문학교의 교무행정구성은 대학기관의 구성 체계와 유사하나 학부형태가 학과로 되어 있고 강좌유형은 의학대학과 유사 하여 대학에는 학부로 의학전문학교는 학과로 구성되고 이하 강좌유형은 대 학과 유사하다. 보통 졸업생들은 한 해에 200여명(의학과 30명씩 3학급, 구강 학과 25명, 고려학과 25명, 약학과 25명, 간호학과 30명씩 2학급, 보철, 안마 각 25명씩)에 달하며 교직원 역시 50명~100명 정도이다. 사실에 있어서는 약 학과용 제약실습공장과 의학과용 실험실습실(인체해부실위주) 등을 갖추었으 나, 교육기간은 의학대학에 비해 2~3년 정도 짧은 것이 차이점이다.

의학전문학교의 교육을 의학대학교육과 비교하면 총론부분을 배우는데 중점 을 두었다고 보면 될 듯하고… 의전교육 후 의대교육 경험에 의한다면 취급과 목들이 모두 같고 단, 심화도에서 좀 깊이가 있어 각론부가 더 심화되는 듯했 어요. (C3 증언)

위의 증언을 통하여 의학대학과 의학전문학교의 교육에 대한 이해와 인 식을 할 수 있다. 이러한 전문학교는 각 도에 1개 이상씩 존재한다. 함경북 도에 2개−청진의학 전문학교와 경성의학 전문학교−이었던 것이 1980년대

---

9) 증언자 C3은 1985년 경성의학전문학교 임상의학과(주간)을 졸업하고 준의근무 중 청진의학대학 임상학 부(통신)학부를 마치고 청진 모구역병원에서 의사근무. 한국 의사면허시험에 합격하여 현재 광역시의 ㅇ ㅇ병원에서 의사근무.

중반에 4년제 고등의학전문학교제가 3년제 의학 전문학교제로 하향 조정되면서 청진의학 전문학교는 결국 4년제 고등제 폐지와 동시에 보건간부 양성소로 되어 전문학교 내에 양성학과가 보강되었다. 전문학과와 양성학과의 병존과정을 학과와 교육기간을 제시하면 아래의 표와 같다.

의학전문학교 학과와 교육기간

전문학과(4년)3년				양성학과(2년)				
임상학과	고려학과	구강학과	약학과	간호학과	조산원과	보철과	안마과	렌트겐과
(4년)3년	(4년)3년	(4년)3년	(4년)3년	2년	2년	2년	2년	2년

전문학교의 명칭은 4년제일 때 고등의학전문학교라 하였고, 3년제가 되면서 '고등'자가 삭제되고 의학전문학교로 명명되었다. 북한의 중등보건일군은 고등의학전문학교를 통하여 양성되는데, 이들의 교육기간은 4년, 3년, 2년 등 다양하다. 4년제일 때는 고등의학전문학교라 하였고, 3년제(1980년대 중반부터)가 되면서 의학전문학교로 불렀다. 전문학교의 학과 및 학제로는 의학과, 구강학과, 고려의학과, 약학과가 있으며 양성학과로 안마과, 조산과, 간호과, 보철과 등이 있다.

교육기간은 전문학과 3년과 양성학과 2년으로 상이하다. 의학전문학교의 교무행정구성은 대학기관의 구성 체계와 유사하나 학부형태가 학과로 되어있고 강좌유형은 유사하다. 보통 한 학교의 졸업생들은 1년에 200

여명(의학과 30명씩 3학급, 구강학과 25명, 고려학과 25명, 약학과 25명, 간호학과 30명씩 2학급, 보철, 안마 각 25명씩)이며, 교직원 규모는 최소 50~100명 규모이다. 또한 전문학교 구내에 실습공장과 실험연구실 등이 갖추어져 있다.

보건간부 양성소(전문학교 양성학과)

보건간부 양성소에서는 보건일군의 노동자 부류인 간호원, 조산원, 보철사, 렌트겐기수 등이 교육되어 배출된다. 보건간부학교 양성기간은 2년, 또는 6개월이었으나 1980년대 중반 들어 고등전문학교들이 전문학교와 단과대학 형식으로 나뉘면서 양성반이 전문학교들에 전입되었다. 처음에는 보건간부 양성소가 준의반, 조제사반, 간호원반, 조산원반, 보철사반 등 보조보건일군의 대부분을 충당하는 교육기관이었지만, 전문성과 질적 제고를 중시하면서 2년간의 준의 양성제는 폐기되었다. 보건일군들을 대대적으로 양성하기 위하여 평양에는 중앙보건간부 양성소를, 각 도에는 간호원, 조산원 양성소와 야간강습소들을 설치하도록 하였다.

이리하여 대학부터 간호원, 조산원 양성소에 이르기까지 모든 직종의 보건일군들을 키워내는 정규의학 교육체계가 수립되었다고 『인민보건사업경험』은 언급하고 있다. 보건간부양성소는 각 도에 1개 이상씩 있는데, 때로는 의학전문학교에 배속되었다가, 때로는 독립하였다가를 거듭하면서 존재하는 보건일군 양성기관이다. 보건간부 양성소의 학제와 교육기간을 정리하면 다음 표와 같다.

반별	조산원반	보철사반	안마사반	렌트겐기수반	간호원반
기간	2년(기존6月)	2년(6月)	2년(6月)	2년(6月)	2년(6月)

위 도표와 같이 보건간부 양성소는 조산원반, 보철사반, 안마사반, 렌트
겐기수반, 간호원반, 조제사반으로 구성되어 있다. 후에 양성소는 의학전문
학교 양성학과로 배속되기도 하였다고 한다. 학생모집은 각 시, 군 보건과
에서 해당 군(郡)단위의 간호인력 수요에 의해 정원을 늘리거나 줄이기도 한
다. 간호원이 부족할 경우 무자격간호원도 대거 모집하여 기초교육만 이수
하게 하고 간호수기에 동원하는 경우도 있으나, 점진적으로 간호원 자격을
소지할 것을 독려하였다.

> 1993년도에 함경북도의 종성 간호원 학교에 입학하여 2년간의 공부를 마치고
> 주거지인 길주 팔프공장 병원 수술장 간호원으로 5년간 근무하였는데, 입학
> 하여 같이 공부한 학생들은 성분구성도 다양하고 학업성적도도 다양하였으
> 며, 또한 입학경위도 다양하였어요. 현직 무자격간호원 하다가 입학한 학생들
> 이 주로 언니들이었지요. 학급은 전부 여자들만으로 구성되었죠. (H2 증언)[10]

함경북도에는 종성 간호원 학교가 유명하다. 여기에 추천되는 학생들은
주로 간부자녀들이 대학에 입학하지 못한 고등중학교 졸업생들이거나 현직
의 무(無)자격간호원들이 입학한다. 교직원은 10명 내외이며 한해에 70명이

---

10) 증언자 H2는 경성의학전문학교 간호학과를 졸업하고 1990년 길주OO공장병원 외과수술실간호장 근무
경력이 있다.

상 최고 200명까지 졸업생을 배출한다. 교직원의 구성은 교장을 중심으로 혁명력사 교원, 기초의학교원, 임상의학교원, 외국어교원 세포비서, 교감, 경리 등이 있으며 전교생은 200명 내외이다(J4). 이밖에 간호원 양성소가 있다. 이는 보건간부양성소와 마찬가지로 각 도에 1개소 이상 설치되어 있다. 함경북도의 종성 간호원 학교가 대표적인 예이다. 이 학교에는 10여명정도의 교원이 재직하고, 매년 100명 정도의 학생을 모집하고 배출하며 현재도 활성화되고 있다는 전언(H6)도 있다.

간호학과에서는 주로 김일성 혁명역사 외에 주로 기초의학과목과 임상간호학, 각 전문과목으로 생리학, 해부학, 약리학, 전염병학, 내과학, 외과학, 산부인과학 등의 이론 교육으로 구성되어 있으며, 매우 기초적인 지식을 가르친다. 이외에 타 학과와 마찬가지로 김일성 혁명역사를 비롯한 정치과목이 20% 정도를 차지한다. 외국어 과목도 있으나 간호교육과정에서는 라틴어만 학습하는데 그친다. 간호원학교의 교육은 교내 교원들과 인근 병원에 근무하는 상급 의사들을 초빙하여 특강하는 형식도 동반하여 진행된다.

간호학과의 교과내용은 김일성 혁명역사 외에 주로 외국어로 라틴어과목, 기초의학과목과 임상간호학을 포함한 각 전문과목별로 생리학, 해부학, 위생학, 약리학, 전염병학, 내과학-간호법, 외과학-간호법, 소독법, 붕대법, 구급처치법, 소아과학-간호법), 산부인과학 등이 이론 교육으로 구성되어 있는데, 매우 기초적인 지식전수, 임상실습도 있어 졸업 전에 6개월 정도 진행되죠. (H2 증언)

1980년대에 종성 간호원양성소를 졸업한 H2의 증언을 바탕으로 표에 간호학과의 교과내용을 제시하였다.

아래 표에서 보는 바와 같이 간호원학교의 교과내용의 구성을 알 수 있다. 초기에는 치료예방기관들에서 부족한 간호원 수요를 충족시키기 위하여 무자격 간호원이 다수 영입되었다. 무자격간호원은 후에 간호원학교를 졸업하고 간호원 자격을 취득하며 간호원들은 3년 이상의 현실체험 속에 해당 기관의 추천을 받아 의과대학 또는 의학전문학교의 통신학과를 이수하고 의사로, 또는 준의(사)가 될 수도 있는 기회가 열려있는 의료인력전문양성교육기관이다.

간호학과 수강 교과내용

학년구분	취급과목들	
1학년	김일성혁명력사 김정일혁명력사 당정책 해부생리학 약리학	라틴어 외국어-영, 러(기존전공 한함), 미생물학 위생학 일반간호학
2학년	내과학 외과학 소아과학	산부인과학 전공실습 6개월

보건의료 교육의
정치사상화

　　　　　　　북한의 보건일군 양성교육은 앞서 살펴보았듯이 보편성과
특수성을 갖고 있다. 보편성은 보건의료에 대한 전문적인 기술교육으로 보건의
료의 특성을 기반으로 하는 교육과 교육 프로그램이다. 특수성은 보건의료 인
력에 대한 정치사상적 교육과 훈육이다. 특수성부분은 남한의 의대에서 기초
학년에 필수과목으로 일반화된 교양과목차원의 윤리교육 부분이라 하지만 북
한에는 더 많은 비중을 차지한다. 1945년 광복 후, 북한은 보건의료 부문을 사
회주의 개조와 체제 수호를 위한 '신체통제(Bio politics)'의 핵심적 수단으로 간주
하였다. 이러한 목적에 맞추어 보건일군에 대한 교육도 체제 수호와 주민결속
의 통치를 위한 전위양성의 차원에서 이루어졌다. 체제수호 전위양성의 요소에
는 교육과 훈육이 기본을 이루는데, 여기에는 교육의 정치사상화가 주를 이루
며 조직화와 집단화 강화훈련과 혁명화, 노동화, 군사화 등을 통하여 전위로서
의 자질과 수양이 함양되도록 훈육한다. 교육에 의하여 준비된 보건일군들은

사회주의 보건의료를 위하여 헌신하며 담당구역제와 예방의학제, 주체의학도 입의 위기관리까지 체제전위로서의 역할을 내면화하고 자발화한다.

교과목의 정치과목 과잉배분

북한의 보건의료 인력교육에 있어서의 첫 번째 특징은 의학교육에서의 정치과목의 과잉배분이다. 북한은 이 교육과정을 통하여 보건일군의 정치사상적 실무와 자질을 갖춘 공산주의 인간화를 촉구한다. 여기에는 보건사업의 무상치료제를 통하여 체제수호와 주민 결속을 실현하려는 북한의 정치적 의도가 반영된다. 이러한 정치적 의도는 북한의 의학대학의 교과목 구성에서 잘 드러난다.

의학대학의 교과목

북한의 의학대학에 개설된 정치교과목 수(1996년도 기준)는 총 50여과목 중 12개 과목으로 전체의 24%를 차지한다. 이러한 정치사상 교과목의 과도한 비중은 보건일군 교육에서 정치사회성에 무게 중심을 두는 교육정책을 실시·견지해왔음을 의미한다. 북한의 정치사상 교육과정을 구체적으로 살펴보기 위하여 의학대학 과정에 포함되는 교과목들을 분석해보았다. 청진의학대학의 1991~1996학년도 의학대학 교과목을 위주로 2006년도까지 졸업생들의 증언으로 보완한 내용과 2009학년도 서울대학교 의학대학 교과목을 비교해보았다. 학제는 남과 북 모두 6년제였다. 아래표는 C4의 졸업증(1996년)과목들과 여러 증언들을 토대로 작성한 것이다.

남북한 의학대학의 수강과목

No	북한	남한	비고
1	김일성주의로작	×	환자-의사-사회
2	김일성주의화기본	×	지역사회의학
3	김일성혁명활동	×	의학의 새지평
4	김정일혁명활동	×	의공학
5	김정숙혁명활동	×	직업환경의학
6	주체철학	×	의학연구
7	주체정치경제학	×	중환사관리
8	조국통일 및 남조선문제	×	임상특과
9	미일제국주의 침략사	×	
10	론리학	×	
11	심리학	×	
12	체육	×	△
13	제 1외국어		자율
14	제 2외국어		자율
15	한문	×	종양학
16	수학		혈액학
17	물리학		핵의학
18	화학	×	△
19	프로그램작성법	×	
20	생물리학		마치통증의학
21	전자의료기구학	○	영상의학
22	해부학	해부학	○
23	조직학	조직학	○
24	생리학	생리학	○
25	생화학	생화학	○
26	미생물학	미생물학	○
27	병태생리학	병태생리학	○
28	기생충학	기생충학	○
29	병리해부학	병리해부학	○

30	약리학	약리학	○
31	유전의학	의학유전학	○
32	내과진단학	호흡기-소화기-비뇨기	○
33	외과진단학	흉부/성형/신경	○
34	방사선학	방사선종양학	○
35	계량진단학	진단검사의학	○
36	위생학	예방의학	○
37	고려의학	×	종합임상의학
38	정신과학	정신과학	○
39	신경과학	신경과학	○
40	내과학	내과학	○
41	외과학	외과학	○
42	산부인과학	산부인과학	○
43	소아과학	소아과학	○
44	전염병학	전염병학	○
45	간염/결핵	간염/결핵	○
46	피부/이비과	피부/이비과	○
47	광천물리치료학	×	△
48	침구학	×	
49	보건경영학	×	△
50	군사학	×	

북한의 의학대학교육에서는 정치사상교육과 과학기술교육, 생산실습과 혁명화·노동계급화·군사화라는 4개의 축을 중심으로 두고, 이를 완성할 때에만 민족간부가 될 수 있다고 규정한다. 따라서 교육에 앞서 정치사상교육과 과학기술교육, 생산실습과 혁명화, 노동화, 군사훈련은 필수교육과정이다. '북한의 의학교육'(황상익 외, 2003)도 북한은 의학교육에서 정치사상 교

육에 주안점을 두었음을 아래와 같이 지적하였다.

특히 의학교육에서 정치사상 교양이 더욱 강조되었다. '반 종파 투쟁'의 일환으로 조선로동당 중앙위원회는 북한의 가장 대표적인 두 의학대학, 즉 평양의학대학과 함흥의학대학에 대해 1957~1958년에 걸쳐 직접 지도함으로써 북한 당국이 바라는 식으로 의학교육을 개편하였다.

소련이나 중국 등 사회주의국가 보건의료교육에서도 정치과목이 포함되지만, 북한처럼 24%라는 높은 비율에 이르지는 않는다. 또한 남한의 경우와 비교·분석해본 결과, 북한의 정치사상과목 12과목 중 남한의 대학과 매치되는 과목은 한 과목도 없었다. 중요한 것은 북한의 정치과목구성이 전부 두 김부자의 노작(어록 및 연설 등)과 생애와 전기들로서, 보건부문 어록들이 주류를 이루고, 모두 보건일군들에게 정성운동을 통하여 체제수호와 개인우상화를 주입하는 내용으로 채워져 있다는 점이다. 한편, 남한에는 순수 의학 지식과 의술에 대한 지식을 가르치는 과목을 제외하면 일부 교양과목(환자-의사-사회, 의학의 새 지평, 지역사회의학, 의공학, 직업 환경의학 등)이 있는데, 예를 들면, 환자-의사-사회 과목은 1학년부터 4학년까지 수강이 요구되어 윤리과목이 역시 전공과목보다 중요시되고 있음을 알 수 있다. 이를 통하여 남한의 의학교육에서도 인성교육이 적지 않은 비중을 차지함을 알 수 있다.

그런가 하면 남한에만 개설된 의학교과목으로는 종양학, 마취 통증학, 가정의학과목들이 있고, 반면 북한에만 개설된 교과목으로는 고려의학, 침구학 등 6개 과목이 있다. 북한에 비해 남한에서는 양·한방이 교육시스템에서 엄격히 구분되고 있음이 고찰된다. 병리 해부학 과목을 비롯한 인접 과목들은 과목명의 차이일 뿐이지 유사과목의 선택과목의 일부분이라고 유추되는 바이다. 아래 표는 남한과 북한의 의학대학의 교과목수를 비교한 것이다. 과목 수는 동일하지만, 북한의 정치과목 수는 남한의 교양과목 수와 비교하였을 때 두 배의 차이가 있었다. 전공과목의 숫자는 과목의 제목이 다르거나, 선택과목이 존재하여 분류가 애매모호하였으나 차이가 유의미하다고 보기는 어려웠다.

의학대학 교과목 비교분석

구분	총계	정치/사회이론	기초	전공	비일치	일치
북한	50	12	8	30	15	30
남한	50	7	0/8 (선택)	35	13	30

북한 의학대학의 총 50여개 교과목(졸업증 표기과목만, 표기 안 된 과목들은 부차과목도 있음)의 과목명과 내용이 유사한 과목의 기초과목 8개 과목으로 나타났다. 또한 30개의 과목이 유사하게 일치 개설되고 있는 것으로 나타났다. 한편, 북한에서 취급되는 기초과목들은 남한의 대학에서는 다루지 않고 대신 전공선택 과목들로 수강이 이루어지지 않는 부차과목도 있다.

남북한의 상이한 20개 과목 중 두 김부자와 관련한 12개의 과목을 제외

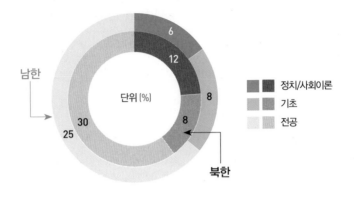

남한

단위 [%]

6
12
8
8
30
25

북한

정치/사회이론
기초
전공

남북한 의학대학의 교과목 비교

한 나머지 8개 과목은 외국어 과목과 수학, 물리 등 기초과목이다. 이 과목들 대신 남한에서는 종양학과 핵의학 등 현대 의학들의 교과목을 다루고 있는 것으로 파악되었다. 이와 같이, 남한과 북한의 의학교육의 틀은 대동소이(大同小異)하여 전혀 판이한 교육이 아니며, 오히려 시간 수나 교육의 질적인 측면을 차치하면 유사점들이 많다고 볼 수 있다.

약학대학의 교과목

다음으로, 남한과 북한의 약학대학을 비교하고자, 함흥약학대학 5.5(기존 6)년 과정의 교과목과 서울대학교 약학대학의 4년제(2009년) 교과목을 살펴보았다. 비교한 결과, 남북 간의 교과목 중 과목명이 다른 경우가 있으나, 총 44-46개 과목 중 32개 과목이 일치하고, 정치과목을 제외한 여타 과학기술과목들은 대부분 일치한 것으로 고찰되었다.

아래의 표에서 남북한의 약학대학의 교과목을 비교하였다. 북한의 과목들은 L2, B2, J3[11], K5[12], C6[13]의 증언에 의해 유추하여 작성하여보았다.

남북한 약학대학의 수강 교과목

No	북한과목	남한과목	비교
1	김일성주의 노작	문학과 예술	×
2	김일성주의 이론	약과 보건의료체계	×
3	김일성 혁명역사	약학사	×
4	김정일 혁명역사	약물경제학개론	×
5	김정숙 혁명역사	교양과목(채플)	×
6	주체철학		×
7	정치경제학		×
8	현행 당정책		×
9	김정일노작		×
10	심리학		×
11	조국통일과 남조선 문제		×
12	체육		△
13	제1외국어	대학영어	○
14	제2외국어	대학국어	○
15	라틴어		×
16	수학	수학	○
17	화학	화학	○
18	물리학	물리학	○
19	전자계산기	약학 컴퓨터개론	○
20	약리학	약물학	○
21	생리학	생리학	○

11) 증언자 L3는 1993년 장수약학대학 약제과 졸업 후 혜산시 ○○병원 약국근무, 2011년 탈북 후 현재 약사국가고시 준비 중이다.

12) 증언자 K5는 1990년 함흥약학대학 의료기구공학과(통신)를 부전공으로 마치고 주(主)전공인 김책공대 컴퓨터공학과 졸업을 하였다.

13) 증언자 J3은 1989년 함흥약학대학 생물약제학과를 졸업하고 혜산시 소아병원 약국 근무 경력, 탈북하여 현재 모처에서 상담사로 근무하고 있다.

22	해부학	해부학	○
23	분석화학(정성)	분석화학	○
24	분석화학(정량)	분석화학	○
25	유기화학	유기화학	○
26	무기화학	무기화학	○
27	약용식물학	약용식물학	○
28	미생물학	미생물학	○
29	생화학	생화학	○
30	약물조제학	약물조제하	○
31	제제학	약물제제학	○
32	동약학	생약학(본초학)	○
33	동약화학	생약화학	○
34	신약화학	유기합성화학	○
35	생물약제학	약물제제학(속편)	○
36	기기분석	기기분석	○
37	약물속도론	약물학(속편)	○
38	독물학	약물학(속편)	○
39	합성화학	항생물질학	○
40	약무경영학	약사법규, 약국관리학	○
41	군사학		×
42	생물약품화학		△
43	분자생물학	미생물학(속편)	○
44	△	약전개론, 예방약학	

 북한의 약학대학의 전체 44개의 과목 중에서 남한의 과목과 유사한 과목(제목 및 내용이 유사한 과목)이 32개인 것으로 나타나, 약 70%가 유사한 것으로 볼 수 있다. 그러나 북한에서는 정치사상과목이 12개인 데 비해 남한에서는 교양과목이 5~8개에 불과한 것으로 나타났다. 또한 남북한 약학대학의 교과목을 비교해보면, 제목이 서로 다른 과목이 발견되었다. 실례로 남한의 약학교육 과목에서는 예방약학과 약전개론, 약사법규 3과목이 개설

되어 있다. 그러나 북한의 의학대학 교과목 중 이런 과목들은 없는 것으로
파악되지만 이는 미소한 교과목명의 표기차이 일 뿐이다. 아래 표는 남북
한 약학대학 교과목·비교를 분석한 것이다.

약학대학의 교과목 비교분석

분류	과목총계	정치/사회	기초/전공	동일
북한	44	12	32	32
남한	46	5	33(6)	32

그러나 이 과목들은 북한의 약무경영학에 반영되어 있고 약전은 신약화
학 등 에, 약사법규는 북한에서 개설되지 않은 과목이다. 그러나 약전법규
과목은 김부자어록에도 반영되어 스시로 학습을 요하며 약제사들이 사무
실에 「조선약전」을 비치해 놓고 항시적으로 실험 데이터(확인, 순도시험 지
표들로 구성)의 지표를 확인하는 책이므로 대학에서 별도의 강의가 진행되
지는 않는 편이다.

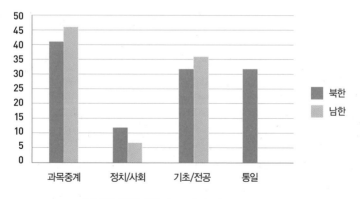

남북한 약학대학의 교과목 비교

따라서 남북한의 약학대학 교육 역시 큰 틀에서 전반적인 교과목들은 유사하게 교육이 진행되고 있다고 볼 수 있다. 여전히 의학대학과 마찬가지로 정치사상 과목의 비중이 높은 것으로 보인다. 결국 북한은 보건의료 인력의 역량강화가 중요함을 강조하고 있음에도 불구하고 인성교육의 일환으로 정치사상을 강조하는데 무게감을 두고 있는 것이다.

북한은 이를 통해 체제수호와 주민결속의 사회주의화를 추진하고자 하지만, 이러한 교육과목과잉이 의료서비스의 질적 향상에는 거리감이 나타난다. 이는 보건의료 인력의 사회주의적 기제로서의 역할과 행위들을 국가가 교육현장에서 강요하고 의료인력으로 하여금 이에 순응하도록 하여 당국의 의도에 이바지하게 하는 것은 국민의 보건(保健)보다 김부자 독재수호의 사회주의 체제 유지를 더 중시함이다.

이러한 현상은 북한의 보건의료가 철저한 '무상치료'를 슬로건으로 내세워 사회주의, 공산주의를 지향하면서도 보건일군 교육에서는 의료인력에게 사회정치활동가의 면모를 갖추어 사회와 혁명에 기여하도록 하여야 한다는 당국의 숨은 의도에서 비롯된 것이다. 북한의 이러한 정치사상교육 우선의 연장선상에서 학생들은 혁명성, 조직성, 집단성 배양과 훈육에도 많이 노출되어 있음이 다음의 특징이다.

혁명성, 조직성 강화훈련

혁명성 강화훈련
북한의 의료인력 양성의 특징은 다음으로 혁명화, 노동계급화 교양과 훈육을 통하여 공산주의자 완성에 일조함이다. 이를 위해서 의학교육 내에서도 인력의 역량강화를 위하여 많은 시간과 노력을 할애해야 함이 교육강령에 반영되어 있다. 이는 또한 혁명전통 교양과 3대혁명 소조파견을 통한 경험도 가지게 하는 바 혁명전통교양으로는 혁명전적지와 사적지 답사를 통한 두 김부자의 위대성 교양 강화와 항일정신, 필승신념 등의 배양과 3대혁명 소조라는 간부훈련의 명목으로 현지 간부들에 대한 지도검열원으로의 3년간 파견근무로 사회주의위업의 전위로의 교양과 훈육을 독려한다.

혁명전통 교양

북한의 의학대학과 의학전문학교 교육과정안에는 혁명전통교양으로 김부자치적 배우기의 혁명 전적지 답사를 비롯한 대학기간 내에 6.25〜7.27 반미공동투쟁월간의 미술전람회와 응변모임 등 여러 종목이 포함되어 있다. 혁명전적지 답사는 주로 백두산 혁명전적지, 동해안 답사(함경남북도의 혁

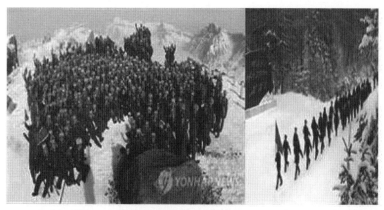

북한대학생 혁명전통교양

명 전적 노정들을 답사)를 비롯한 여러 가지 전적 노정이 답사의 주요 행선지이다.

답사는 주로 남한의 대학생들의 수학여행과 일맥상통한다고 보는 바 북한의 수학여행은 평양시의 중앙대학들을 물론하고 전국의 대학들 전부가 해당되며 기간은 15~20일 기간이다. 이는 청년동맹중앙위원회에서 주관하는바 이를 위하여 각 대학마다 주요 '혁명전적지', '사적지 답사권'을 배정한다. 이에 대하여 아래에 L2의 백두산전적지 답사의 소감을 소개한다.

우리 학급은 3대혁명 판정 준비학급이라 백두산 전적지 답사권을 우선적으로 배려 받아 가게 되었어요, 7.1~20까지(방학기간이었으나)답사 노정을 집행해야 하기에… 20일 간의 식량은 처음 양강도 혜산에 도착하여 답사 숙영소 식량부에서 배급 받아 각기 개인 분량대로 소분(小分)하여 나누어 가지고, 부식물은 이미 자기 집들에서 준비해온 것(고추장이나 졸임류 등)들을 포함하여 배낭에는 근 십여 킬로 이상의 중량(重量)을 지고 행군해야 해요.

. . .

대학생 답사노정은 도보 행군을 하였고, 모범 노동자 답사는 자동차로 이동하는, 차이가 있어요.… 우리는 혜산에서 백두산천지까지 도보행군으로, 어떤 곳에서는 숙영소도 없어 바깥에 모포를 깔고 바깥 잠도 자야 하고(바깥 잠도 김일성 혁명노정 체험이라고 필수 코스화)… 식사시간이 제일로 어렵기도하고 재미있었다 할까, 분대별로 밥 짓기 경쟁을 붙이고 평가도 하죠, 암튼 그렇게 천지지척인 무두봉에 가서야 멋진 대학생 숙영소에서 하룻밤을 보냈어요.

. . .

다음날 아침 기상하니 흰 가운 입은 보건일군들이 와서 혈압 체크하여 두 명이

제명(혈압 이상)됐죠… 우리는 결국 우박(직경 3cm나 되는)을 맞으며 얼굴 퉁퉁

부으며 4km쯤 오르니 경비군인들이 있는데 '백두교'라는 곳 이래요.… 천지에

구름이 덮혀 올라갈 수 없고, 올라가도 천지를 볼 수 없으니 (천지도보저지) 그

곳에서 주는 간식(평양사이다 한 병[500ml]과 비스켓과자 한 봉지)를 받아가지

고 맥없이 철수했지요. 결국은 20일 간이 되는 백두산천지에로의 힘겨운 도로행

군이 수포로, 고생만 죽게 하고 돌아왔죠. (L2 증언)

우리는 대학기간에 백두산 답사권을 배정 못 받아 동해안 실습으로 함경남북도

의 김일성 항일 업적이 있는 곳들마다 돌아보며 그 혁명사상으로 무장하는 사

업이죠. 이 역시 20여 일간에 걸치는 장시간의 답사일정이라 힘들었죠. 함북도

의 왕재산과 나진·선봉시까지 한반도 최북단은 누벼 일주하였죠. (C4 증언)[14]

나는 2006년도에 대학기간 중 백두산 답사 행군을 하였는데 혜산에서 출발하

여 행군노정대로 백두산 천지 앞 코스인 무두봉 숙영소에서 1박을 하고 천지에

는 일기조건의 구실로 못 올라갔죠. 다음은 무산 쪽으로 하행하여 무산역에서

기차를 타고 귀가하였어요. (K6 증언)[15]

상문들에서 알 수 있듯이, 북한에서는 대학생들에게 혁명화교양 명목으

로 김일성의 혁명전적지 답사에서 순수 행군 노정을 경험하게 하는 혁명전

적지 답사사업이 위주인 바 이는 2006년까지도 지속되었었는데, 무산 쪽으

로 새로운 경로(Root)를 개척하여 현재까지도 답사노정을 계속 확장·권장

---

14) 증언자 C4는 1996년 청진의학대학 임상학부(주간)를 졸업하고 화성시 OO병원 소아과 의사근무 경력,
현재 의사국가고시 준비 중이다.
15) 증언자 K6은 2006년 혜산의학대학 임상학부(주간)를 졸업하고 혜산 제3요양소 근무 중 탈북, 현재 의
사면허 취득 후 OO병원서 인턴 근무를 하고 있다.

하고 있음을 시사한다. 이처럼 북한은 혁명전통교양을 통하여 김일성이 항일시기 무(無)에서 유(有)를 창조한 '연길폭탄' 정신, '한줌의 미숫가루' 정신 등을 주입시킨다. 이를 통해 고난극복 정신과 항일 정신으로 무조건적인 충성심의 교육·교양·훈육한다.

3대혁명소조파견

북한이 대학졸업생들에 대한 간부화를 심화하는 것은 대학진학율이 10%대를 이루는 것으로 이들에 대한 민족간부학습이 절실하기 때문인 것이다. 이로부터 70년대에 김정일에 의한 3대혁명붉은기운동의 연속으로 3대혁명소조운동발기하고 그 운동을 대학졸업생들에게 사회현장에 대한 3대혁명소조파견으로 시행하였다. 이는 1972년 사회주의헌법에 3대혁명(사상, 기술, 문화)을 규정한 이후 1973년 2월 10일 발기된 조직으로서 3대혁명을 추진하기 위한 전위대로서 각급 생산단위는 물론 행정기관·문화기관·각급 학교 등에까지 파견되어 기존의 당 조직과 더불어 3대혁명을 추진하려는 강한 취지이다. 처음에는 당 중앙위원회에서나 정무원에서 공장, 기업소들에 지도원을 한 두 사람씩 파견하는 방법으로 지도사업을 진행했으나, 형식적이라는 비판을 극복하고 진화한 방법이 3대혁명 소조운동이다. 이 운동은 실제에 있어서 '천리마 운동'의 연장선상에서 진일보한 사업이라 할 수 있겠다.

3대혁명 소조운동은 표면적으로는 3대혁명 소조를 내세워 당 정책을 관철시키는 것을 명분으로 하고 있고, 간부들의 낡은 관행인 보수주의·경험

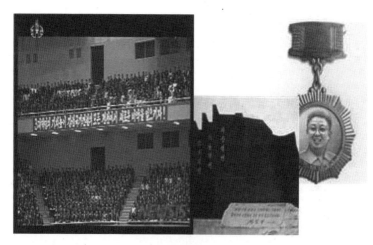

3대혁명 붉은기 쟁취운동

주의·요령주의·기관본위주의·관료주의 등을 개조하기 위한 사상투쟁에 목적을 두고 있다고 북한은 주장한다. 지난날에는 일군들이 아래에 관료주의적으로 내리먹일 수 있었지만 이제는 일군들이 관료주의적 사업 작풍… '통행증'을 빼앗겼습니다.… 지도일군들이 관료주의적 사업방법을 버리고 항일유격대식으로 배낭을 메고 군중 속에 들어가… 사상혁명에서 이룩된 또 하나의 중요한 성과는 3대혁명소조운동을 통하여 청년인텔리들 자신이 혁명화, 로동계급화된 것입니다. 훗날 이 운동은 북한의 정치경제에 적지 않은 부정적 영향을 끼친 것으로 비평되기도 한다.

북한은 어느 대학을 막론하고 3대혁명 소조파견이 있었죠. 3대혁명 소조사업은 처음에 당중앙위원회에서나 정무원에서 공장, 기업소들에 지도원을 한 두 사람씩 내려 보내는 방법의 지도사업형태로 시작했는데 이 지도원들은 공장, 기업소에 내려가 사업전반을 깊이 요해하는 것이 아니라 결함보따리만 싸가지고 올라 오는데 그쳐 이 문제를 해결할 수 없고, 아래 실정을 똑바로 알 수 없는 데로부 터 책상물림의 청순한 대학졸업생들이 적임일 것이라고 판단하고 각 대학 졸업 생들의 파견 사업으로 활성화된 것이 바로 3대혁명 소조운동이죠. (K7 증언)[16]

3대혁명 소조사업의 목적을 정리해보면 다음과 같다. 첫째, 이 사업을 통하여 간부들을 교양개조하기 위해서, 둘째, 간부들에게 현 시대에 뒤떨어지지 않게 정신무장하려는 것이고, 셋째, 간부들의 해이해진 관행을 척결하고 넷째, 간부들의 권력화와 관료화를 근절하고 다섯째, 상기의 편향들을 통제관리하는 과정 속에 학생들을 철저히 정치화, 간부화하는데 목적이 있다. 대학졸업생은 당성, 노동계급성, 혁명성을 겸비하여야 한다는 취지 하에 전공과 무관한 지역과 기관으로 소조파견 된다. 예를 들면, 의대생이 건설현장, 또는 농촌에 파견되는 경우도 있고, 역으로 공과대학 학생이 병원 소조로 배치되는 경우도 있다. 이는 순수 과학기술 자질의 제고보다는 북한의 대학생들은 정치사회화의 도구와 수단으로 활용하는데 더 비중을 두는 것임을 알 수 있다. 대학교육(1980년대) 후 3대혁명소조로 파견된 바 있는 L4의 증언을 아래에 소개한다.

처음 졸업학년에 소조로 파견되는 학생(현직에서 대학입학생들은 제외됨)들은 평양으로 올라가 중앙당의 소조강습을 받아요. 강습은 인민문화궁전이나 중앙 당 회의실 등에서 5일간 진행하는데 5일 동안 3대혁명 소조운동의 이론학습을

16) 증언자 K7은 1985년 청진의학대학 임상학부(주간)를 졸업하고 함북도 ○○병원 소아과 의사근무 중 탈북, 현재 의사국가고시 준비 중이다.

진행해요. 다음 선배들의 우수 사례들을 주입시키는 방식의 강습을 진행해요. 일종의 강습을 마치고 각자에게 초록색의 배찌를 수여하는데, 이 배찌는 전국 각지 어디서나 3대혁명소조라는 신분증과도 같은 것이죠. 대학생들은 이 사업에 대한 긍지와 자부감으로 한껏 부풀어 이 사업에 헌신하죠.

. . .

이런 3대혁명 소조의 사업내용을 요약하면, 첫째로, 혁명과 건설의 각 분문에서 사상혁명, 기술혁명, 문화혁명을 다그치는 사업의 선봉대로, 지휘자로, 검열원으로 사업한다는 것이며 둘째로는 간부들의 부정과의 투쟁이 주 사업목표─사업의 권태, 안일해이, 사리사욕, 음주추태, 부화방탕 등 사생활의 세부적인 것까지 모두 모니터링─를 상급에 보고하는 말하자면 봉건시기 '암행어사(暗行御史)'와 같은 시스템이었죠. (L4 증언)[17]

위의 증언을 통하여 3대혁명 소조운동은 김정일의 당과 국가사업전반에 정치사상화를 촉진시키고, 이를 통해 당 중앙위원회의 위력을 과시하려 하였음을 알 수 있다. 이는 또한 지식인들의 혁명화, 노동계급화를 위해서 반드시 필요한 과정으로 인식되어 있었다. 대학에서의 3대혁명 소조파견은 각 파견지가 발표되면 시(구역), 군당위원회 3대혁명소조사업부에 등록된다.

각 군당 3대혁명 소조 부는 부장아래 종합지도원이 있고, 청년지도원, 3대혁명 붉은기 지도원 등이 사업을 하는데, 이들은 중앙(상부)과 직접 연결되어 3대혁명 소조사업을 지도·통제한다. 사업초기에는 우수한 대학 졸업생들 중에서도 권력층 자녀가 주로 대상이 되어 선발·파견했지만, 훗날 3년

---

17) 증언자 L4는 1980년 청진의학대학 임상학부(주간)을 졸업하고 함북도 ○○병원 의사근무 중 탈북, 의사 면허취득 후 현재 ○○요양원 의사로 근무를 하고 있다.

간의 소조생활은 대학 졸업생들의 교육과정에 반영되어 일반화됨에 따라 간부들의 선호에서 배제함으로 탈부꿈 되었다. 결국 간부자녀들은 빠지고 일반층만이 3대혁명소조를 마쳐야 대학졸업증을 취득하고 배치도 용이하였다. 이 밖에 3대혁명 소조파견은 대학 박사원에 추천받거나 현직생(생산 현장서 입학, 일부 가정사정 등)은 연령 관계로 제외받는다. 이 사업을 통하여 순진한 대학생들은 자기의 모든 걸 다 바쳐 헌신하였는데 이는 조선노동당에 입당할 수 있는 좋은 기회가 되기 때문이다. 또한 이 사업을 통하여 수훈(受勳)내신도 타 기관보다 많은데, 이는 영웅심에 부푼 새내기 대학생들에게 많은 좌우편향들을 범하게 하였다.

박학순의 3대혁명 소조운동에 대한 아래와 같은 평가에서 3대혁명 소조 사업이 김정일에게 자부심을 심어주고, 당당함을 키워주는 사업으로 평가되기도 한다. 이에 관한 증언들을 소개하면 다음과 같다.

3대혁명소조는 자기 전공부문을 차치하고 순수 혁명성, 노동계급성 측면, 당성, 충실성 측면이 우세하므로 의학대학생이라고 병원 등 치료예방 분야에 배치되는 경우보다 엉뚱하게 기계대학생이 병원에 배치되는 경우였는데 저희병원에는 80년대 말에 평양기계대생이 파견되었죠. 그들은 침식(寢食)을 현장에 옮기고 정말 열심히 뛰어다녔죠. (K1 증언)

저는 순천제약공장에 1990-92년까지 소조생활 하였는데 우리 소조는 20명이었죠. 여기에는 저처럼 전공분야 대학생보다 비전공분야 대학생이 더 많았어요. 건설건재대학생과 김책공대생, 기계대생 등 여타분야 대학생들이 주류를 이루었죠. (J3 증언)

이 사업은 70년대 말~80년대 초에는 활성화되었으며 1990년대 초반까지는 시행착오 속에서도 유지되다가, 1990년대 중반 경에는 막을 내리게 되었다. 그 후 3대혁명소조라는 특권과 간부 감시조항을 상실한 현실체험 2년이라는 보다 낮은 형태의 현지파견으로 대체되었는데, 1999년도 졸업생들의 증언에 의하면 그 시스템마저 폐지되었다고 한다. 이와 같이 북한당국은 대학교육 기간에 대학생들이 순수 과학기술 지식보다, 학과를 마치고도 사회정치에서의 정치화와 민족간부의 자질과 능력함양을 강조하였으며, 이를 명목으로 혁명성, 집단주의 정신 등 2~3년간의 훈련을 강요하였다. 북한의 대학생들은 이러한 3대혁명 소조운동을 통하여 학생들이 졸업하여 사회로 진출하여 간부가 되어도 사회체제의 정치일꾼으로 학습되고 훈육된다.

조직성, 집단성 훈육

북한교육의 특수성의 정치사회화에서 주목할 것은 교육기간 내의 각 근로단체 조직생활이다. 여기서 대학생활의 대표적인 근로단체조직은 당 조직(조선로동당)과 사로청조직(90년대 이후 김일성사회주의청년동맹)이다. 물론 조직생활은 일반 대학들에서도 강조되어 실시되지만, 보건일군 양성의 의학교육기관에서만이 특별히 강조되는 부분은 사람의 생명을 다루는 인간생명 기사로서의 자질과 능력함양이다. 이로부터 권력과 정치에 더 근접하며 일반주민용 정치인으로서의 자부와 긍지를 지니고 생활하기를 강요한다. 북한에서 흔히 '조직생활은 사상단련의 용광로이며 혁명적 교양의 학교'라고 통용된다. 이를 통하여 조직생활 내용에서 기본은 주별, 월별, 분기별, 연별로 주기적인 주체사상 학습을 반복하며 조직생활총화를 통한 비판과 자기비판 강화를 통해 각자의 정치사회화를 도모하고자 한다. 또한 당국은 과외생활을 통하여 학생들에게 집단주의 정신을 키우는 제도를 널리 자랑할 만한 우월한 교양제도라고 선전하기도 한다. 북한은 보건일군이 당연히 해야 하는 환자소생의 직분을 다했을 경우, 이를 충성의 열도가 높은 것으로 평가하여 표창하고 홍보하는 과정(당의 긍정감화교양 효과)을 통해 당과 국가, 사회와 국민에게 신뢰와 믿음을 부여하고, 이 과정을 체제수호와 주민결속에 활용한다. 즉, 보건일군은 사회적 체제수호를 위한 도구역할에 동화된다.

대학생활의 조직구성 대학에서 학생은 당 조직(제대군인의 경우)과 사로청조직 내에서 통제와 지도를 받으며 생활한다. 제대군인 노동당원 학생은 대학초급당위원회의 지도와 통제 속에 기층 조직인 당 세포생활을 진행한다. 북조선에 있어서 학생들이 민청과 동시에 학교 내에 자치회를 가지고 있었다. 그러나 전체 학생들이 민청에 대한 인식이 더욱 제고되어 대다수 학생들이 민청에 가맹한 새 학년도에 와서는 자연이 자치회가 필요치 않게 되었으며 학생들 자신으로서 자치회를 해체하여 버렸던 것이다. 이것은 민청이라는 조직이 오늘의 학생전체를 포용할 수 있는 조직이라는 것을 말하는 것이며 실지 현재와 같이 88.8% 라는 학생을 가지고 있다는 실증의 표현인 것이다. 광복 직후에는 민청과 자치회라는 학생조직이 병존하였으나, 유명무실한 자치회가 폐쇄됨으로써 민청사업에 힘이 실리고 있다는 주병록의 위의 언급이다. 이는 1970년대 중반 당의 유일적 지도체제가 확립된 이후에는 사로청 조직생활에 불참한 경우에 혁명의 반동분자로 낙인이 찍히므로 강제적으로 100% 조직생활에 참가하는 것이 의무화되어 있다. 각급 당 조직은 대학 초급당 위원회의 지도와 통제를 받으며 생활한다. 당 조직은 하부말단이 세포까지 세포조직은 교원과 학생의 구별 없이 같은 조직생활을 한다. 대학 사로청 조직이 청년동맹 비서로부터 정교한 조직체계를 이루고 하부말단의 분대까지 체계화된 조직생활을 하고 있음을 보여준다. 아래 그림과 같이 청년동맹은 대학청년동맹(비서)이 있고, 그 아래 조직부와 사상부가 존재하며 위원들이 활동한다.

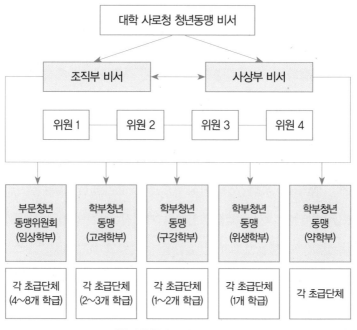

의학대학청년동맹 조직구성도

그 하부조직에 학부 청년동맹이 있고, 각 학급들이 말단 초급단체를 이룬다. 여기서 대학 청년동맹 비서는 대학교원이며 대학의 규모에 따라 유급

(有給)인 경우와 반유급(半有給)인 경우가 있다. 대부분 교원이 정치사상 과목의 강의를 수행하는 반유급비서인데, 여기에는 주로 정치대학 졸업생들이 임용된다. 북한은 대학생활에 조직생활 체계를 도입하여 학생을 2중, 3중(근로단체조직, 학교행정조직 등)의 통제 하에 두고, 조직생활을 통하여 체제수호의 사상단련 속에 개인의 성숙화와 인격화를 도모하게 한다. 이러한 조직생활은 생활총화와 정치선전 사업을 비롯한 행사들과 3대 혁명 붉은 기 쟁취운동과 같은 사업들을 통하여 고취된다.

주 생활총화 조직생활총화는 매 주(week) 1회씩 진행하는 주 생활총화, 월 1회씩 진행하는 月 생활총화, 분기마다 진행하는 분기 생활총화, 년(年)에 1회하는 연간 생활총화가 있으며, 이 밖에 시기마다 제기되는 당 정책 관철을 위한 임의의 총화가 있다. 총화에서 주요안건토론과 개인토론을 진행하는 방법이 주로인바 주요결함이 나라날시 주(週), 월(月), 분기(分期), 연(年)간 총화 시에 반복적으로 보고자료로 기재되며, 문제의 경중도(輕重度)에 따라 '퇴학' 조치까지 가해진다. 주 동맹 생활총화에서는 일주일간 조직생활에서 어떤 결함들이 나왔고 학습에서는 어느 시간에 숙제를 해오지 않았으며, 복습과 예습을 잘 하지 않아 선생님의 질문에 원만한 답변을 드리지 못한 점, 시험점수가 낮은 점 등을 비판하거나 반성한다. 또한 사생활에서의 결함도 비판의 대상이 되는데, 대학기간 내에 이성간의 연애문제가 발생하면 즉시 학교 청년동맹까지 보고되며 엄한 경우 퇴학령까지도 받는다. 아래에 북한의 대학시절의 조직생활을 경험한 C3의 증언을 소개한다.

대학 때 조직생활총화가 매우 유력했다고 봐요. 학습준비가 미비하거나 성적이 우수하지 못한 경우, 동지호상 간 비판이 쏟아지는데 그 때는 정말 쥐구멍에라도 들어가고 싶었지요. 또는 학부 정기총회가 월, 분기 별로 진행되는데 여기서 문제시 되는 맹원들 특히 이성교제 건으로 퇴학 또는 엄중경고를 받는 경우가 대체로 한 해에 1~2 건은 정상적이었죠. (C3 증언)

북한에서의 통제되고 경직된 대학문화와 남한의 개방된 대학문화를 경험하면서 너무도 상이점이 많아 놀랐어요. 어느 날 교수님이 "야 너넨 요즘엔 왜 손잡고 안다니냐? 너네 헤어졌냐?" 라고 하셔서 놀람의 극치였죠. 북한 같으면 대학 캠퍼스 내에서의 이성간의 손잡고 거닌다든가 친교를 시사하는 행위 등이 금물인데 남한은 교수님들께 공공연히 들켜도 무방하고 도리어 웃음거리로 넘기고, 심지어는 실험실습수강 때는 교수님이 C-C 간에 같은 조를 선호해주시는 등의 참 놀라운 남한의 대학문화 때문에 북한의 이성교제의 통제문화에 대한 회의가 새삼 느껴졌어요. (L2 증언)

북한과 남한의 대학교를 모두 경험한 L2씨의 위와 같은 증언을 통해, 남한대학에서의 자유 분방한 이성교제와 개방적인 문화에 비해 북한의 경직되고 통제된 대학문화의 큰 차이를 느낄 수 있다.

정치행사 북한은 민족적 명절이라고 하는 2·16(김정일 생일), 4·15(김일성 생일), 12·24(김정일 생모 생일), 10·10(당 창건기념일), 9·9(국경일)에 정치적 의미가 있는 행사를 실시하는데, 이는 대학청년동맹이 주관하여 진행한다. 우선 기념일에는 상급조직에서 지시된 강연과 학습제강들의 내용을 학생들에게 주입해야 하며, 기념 예술공연 같은 문화행사를 조직하기도 한다. 보건일군 양성기관의 학생들은 평소에 정상적으로 보건위생교육과 선전사업의 행사와 동시에 이와 같은 정치행사에도 2중으로 동원된다. 이는 대학 사로청이 주관할 때도 있고, 경우에 따라 대학 교무행정과 합동하여 경쟁요강에 따라 학급별 예술경연을 조직하는 등의 다양한 방법을 통해 정치행사를 진행한다.

> 대학기간에 2. 16, 4. 15, 12. 24은 3대장군 생일이라고 사로청 조직에서 예술공연이나 '충성의 노래모임'같은 행사를 매해마다 연례행사로 조직하니까 저희는 그 행사가 조직성을 표현하고 행사하는 중요한 계기로 돼죠. 때로는 학급별 예술경연으로 조직하여 늘 조직원이라는 자각 하에 예술활동도 경쟁의식으로 동기부여를 불어 넣는 거죠. (K9 증언)

북한의 조직생활과 정치행사는 이 밖에 '6.25~7.27 반미 공동투쟁월간에 즈음한 웅변모임, 미술경연 같은 행사들도 조직하여, 각 조직의 정치 규율성과 활동 능력을 검증하기도 한다. 또한 최고인민위원회 대의원 선거나 시, 도 인민위원회 대의원 선거 같은 행사기간에는 시(市)와 도(道)의 주민교양사업으로 각 인민반에 나가 "이번 대의원 선거에 한 사람도 빠짐없이 찬성투표하자!"라는 강연활동과 거리 행진(가창대)과 같은 활동에 동원 강요되기도 한다. 평양의 대학생들은 수도평양에서 진행되는 각종 정치행사들에 1~2개월씩 동원되는 경우는 필수코스이기도 하다. 이상과 같이 사로청 청년동맹은 일상생활과 학업이 정치라는 구호 아래 유기적으로 결합된 전일

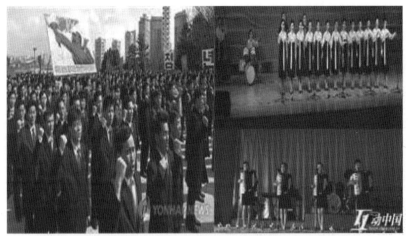

북한대학생 정치행사(좌측 6.25-7.27 반미중등투쟁원간 흥변모임.
우측 3대장군생일즈음 예술경영장면)

적인 시스템으로 작동된다. 이 사업을 통하여 전체 학생들은 사회주의 사
회의 보건일군으로서의 능력과 자질향상이 촉구된다.

'3대혁명 붉은기 쟁취운동' 1960년대 초기에 '천리마 운동' 발단이 1970년대
들어 '3대혁명 붉은기 쟁취운동'으로 승격된 운동이다. 천리마 운동은 당중
앙위원회의 1956년 12월 전원회의를 계기로 개시되었으며, 1960년대 초에 들
어와 '천리마 작업반 운동'으로 심화·발전되었다. 북한은 천리마 작업반 운
동을 발전시키기 위하여 1960년 8월 전국 천리마 작업반 운동 선구자 대회
를 소집하고, 소규모의 작업반 범위를 직장과 공장으로 확대시키고자 하였
다. (p110). 천리마학교 통계표에서

"천리마학교" 칭호쟁취운동의 현황을 『조선교육사』 4권의 내용을 바탕으

천리마학교 통계

천리마학교 통계

천리마학급 수여받은 학생인원수		천리마 학교 수(개)
연 도	학생 수(명)	천리마 학교 수(개)
1960	65	
1963	140,391	3
1964	226,447	6
1965	264,321	10
1966	349,853	14

로 제시하였다.

이 운동은 "천리마 학급"을 쟁취한 후에는 "2중 천리마 학급", "천리마 학부", "천리마 학교" 등의 칭호로 만들어 상위의 칭호를 쟁취하기 위한 지속적인 운동으로 확대되었다. 이에 공업뿐 아니라 농업, 건설, 운수, 상업, 교육, 보건, 과학, 문학, 예술 등 경제와 문화의 모든 분야로 운동을 전개하였으며, 교육계에서는 "천리마 학급" 쟁취운동으로, 나아가서 "천리마학부", "천리마학교" 쟁취운동으로 확산시켰다.

이렇게 하여 1963년 말 현재 14만 391명의 학생과 3,773개 학급이 천리마 학급의 영예를 지니게 되었으며, 38개의 학급이 2중 천리마 학급으로 지정되었다. 이와 같은 천리마 운동의 열기에 의해 1970년 말 현재 천리마 학교는 156개, 천리마 학부는 17개, 천리마 학급 및 2중 천리마 학급은 17,356개에 이르렀으며, 의학교육 부문에서는 처음으로 경성의학전문학교(함경북도 경성군에 위치)가 "천리마 학교"칭호를 얻었다고 『조선교육사』는 언급하였다. 대학마다 입학 초기에 대학기간 내에 '3대혁명 붉은기 쟁취' 학급이 되겠다는 궐기대회를 한다. 그리고 1학년 때부터 그 쟁취를 위한 사업계획서와 수차례의 총회를 조직하여 운동의 확산을 적극 독려한다. 다음의 L2의 증언이 이를 구체적으로 나타낸다.

저는 1학년부터 이 운동에 궐기하여 해오다가 2학년부터는 학교의 초급 당위원회와 청년동맹 위원회의 지도와 방조 밑에 추진시키게 되었어요. 우선 이 운동에 궐기하면 학급전원의 성적이 우등, 최우등 수준이 되어야 하므로 학기말시험 때 낙제생(F학점)이 없어야 해요. 성적이 안 돼는 학생에게는 줄 수 없어… 학급에서는 또 사상투쟁회로 비판사업하고, 이렇게 기본과업인 학업성적부터 해결하고… 한 가지 이상의 악기 다루기에 달라붙어 방학 때 집에도 못가고 겨울방학에는 악기훈련으로 합숙호실에서 보냈죠. 그렇게 하여 3학년 말기에 학급전원이 기악합주를 완성하였고 4학년 초에 상부조직인 '도(都) 사로청'의 합격판정을 받았는데… 판정에서 제일 힘든 것이 인민체력검정과 군사훈련종목인데 20kg 모래주머니 배낭을 메고 방독면을 쓰고 달리는 것이었어요. 다음 중앙 판정을 받아야 할 시기에 5학년으로 졸업실습을 나가고 보니 '모범학급' 대학시절을 아쉽게 떠나보내게 되었어요. (L2 증언)

L2의 증언을 바탕으로 '붉은기 쟁취운동'의 구체적인 내용을 소개하면 아래 표와 같다.

'3대혁명붉은기쟁취'를 위한 사업계획을 통하여 대학 내에서 그 운동이

3대혁명 붉은 기 쟁취를 위한 사업계획

주별	구분	사 업 내 용
3월/1주	사상혁명	① 김일성동지 노작 발췌 5제목 ② 김정일동지 노작 발췌 5제목 ③ 매일아침 김일성동상/정성보위사업 정상화 ④ 매일 교실 김일성초상 　정성보위관리사업 정상화
	기술혁명	① 외국어 외국어(영,러)번역 20페이지 ② 외국어 2취득-일,중(日,中))어 쓰기 연습 ③ 외국어 3,라틴어 　-약초명 10개암기 　-병명, 처방명 10개씩 암기 ④ 학습참고도서 읽기 50페이지
	문화혁명	① 소설 책읽기 50페이지 ② 악기다루기 　-바이올린 선긋기 훈련완성 ③ 군사훈련 -태권도, 　　　　-장애물 극복, 　　　　-수류탄 던지기 등 ④ 인민체력검정 -현수 일 5회 정상화 　　　　-철봉 오르기 훈련 　　　　-율동체조

활발하였음을 엿볼 수 있다. 이 운동은 대학교 사로청 위원회와 초급 당위원회의 정상적인 지도와 통제를 받아 학교 측의 판정이 통과되면, 다시 상급단체인 도 청년동맹위원회의 판정에 합격해야 한다. 다음 단계로 중앙 청년동맹위원회의 판정(대학→도→중앙)까지 받아야 합격이 되고, 그 이후 3대혁명 붉은기 쟁취의 기수가 된다. 이를 수여받으면 학급의 1명 이상(교원

포함)이 '조선로동당원' 입당의 영예를 지니게 되며, 전체 학급 학생들에게는 포상과 뱃지가 수여된다. 포상은 국기훈장과 공로메달과 같은 수훈내신과 표창장도 포함된다. 이 뱃지를 달고 다니면 전국 각지 어디에서나 인정받는 3대혁명 붉은기 기수로서 북한사회의 우수분자로 각광받는다. 이처럼 대학생활의 정치사상화를 통하여 학생들에 대한 교양과 통제, 혁명의식 고양, 전투정신배양 등으로 학습되고 훈육을 동반한다. '3대혁명 붉은기 쟁취운동'은 천리마 운동과 마찬가지로 '2중 3대혁명붉은기쟁취운동'으로까지 전개되고 일반화하기를 강요하고 있다.

또한 이 밖에도 인력의 혁명화에서는 혁명전통교양과 사회주의 애국주의 교양과 이를 위한 노동화의 현장훈육도 교육강령으로 되어있어 필수 관철 사항이다.

인텔리의 노동단련

북한의 대학교육에서 특수성의 또 하나는 노동화 강화를 통한 인텔리의 관료화 근절과 근면성 배양, 집단주의 정신 배양이다. 이는 사회주의 체제 수호의 전위로서의 헌신성과 희생성 배양을 의도하고 있다. 이러한 의도의 노동단련에는 농촌동원, 도로건설동원, 살림집건설동원, 약초캐기 동원, 주민 선전선동 동원 등 사실상 다방면적인 노동운동인데 엄밀하게 말하면 무보수의 인력착취를 강요하는 것이다. 이러한 노동단련도 보건일군 양성기관은 보건일군의 특수성을 반영하여 농촌동원대신 의료인으로서의 약초캐기와 약초재배 및 채취에 동원된다. 이와같은 노동화 명목은 교육정책 내에 포함된 교육과정이며, 교육강령으로 하달된다. 이는 아래의 언급에서도 여실히 드러난다.

'쓰딸린거리 제 37호, 제 44호, 구획에서는 3월 17일부터 의학부학생 200여 명이 동원되어… 꾸준한 노력과 온갖 창의 창발성을 발휘하여 연일 200%이상의 작업성과를 올리고 있으며 동결로와 수중굴착을 포함하여 3월 28일 현재로 75,427입방의 굴착을 보장하였다.… 유휴자재들과 폐물들을 수집하는 사업을 광범히 전개하여 7,000여개의 벽돌을 수집하여… 국가에 막대한 리익을 주고 있다.' "수도건설에 동원된 평양의학대학 학생들," 『인민보건』 (평양, 조선의학사, 1958. 5)

'전국 어디에서나 아직 군복차림의 제대한 의사나 간호원들이 벽돌장을 나르고 토벽을 빚으며 구술땀을 흘리는 성실한 모습을 볼 수 있으며… 정전된 지 한 달 밖에 안 되는 1953년 9월 18일 평양시에서는… 정전 후 1년 밖에 안 되는 1954년 8월에는 400대의 침대와 23개의 전문과를 가진 총 건평 2만 평방메터에 달하는 웅장한 규모의 조선 적십자병원이 복구건설 되었으며 연이어 200~500침대의 규모를 가진 각 중앙병원들이 복구 건설되었다.' 홍순원,『조선보건사』(평양, 청년세대, 1981)

'학생들을 혁명적으로 교양하기 위하여 과외시간에 사회적 노동에 일정하게 참가시키는 것은 나쁘지 않습니다. 그러나 학생들을 지나치게 많이 동원하여 학과학습에 지장을 주거나 교육강령을 제대로 집행하지 못하게 하여서는 안 됩니다.' "사회주의 교육테제를 철저히 관철하자," 『김일성저작집』33권,

114

(평양, 조선로동당출판사, 1987)

K1은 1958년 당시 쓰딸린 거리건설에 동원되었던 소감에 대해 이렇게 증언하였다.

> 그 땐 정말 힘들었어요. 영양부족으로 혀가 다 갈라지고 펠라그라가 와서 영양 공급이 다량 필요하였으나 집은 남쪽이지 무의무탁자(無依無托者)니까 기숙사에서 그 누구의 보살핌도 없이 혼자 앓다가 동원되어야 했지요. 건설 동원에 나가 죽을 힘을 다하여 일하고요. 그리고는 또 학교에 복학해서는 저녁 늦도록 수업에 참가해야 했으니 인생에서 제일 어려웠던 고비였던 것 같애요. (K1 증언)

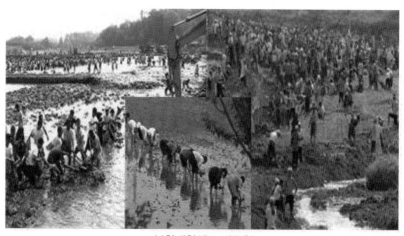

북한대학생 노력동원

또한 학생들은 노력동원뿐만 아니라 공작대 활동에 동원되기도 한다. 초기에는 의대생의 지식을 활용하고자 위생공작대 활동에 참여시켰을 뿐만 아니라, 이를 통한 선전자의 임무를 부여함으로 학생동원을 합리화한다. 이에 대한 아래의 인용을 통해 알 수 있다.

각 의학대학 학생들 동기 위생공작차로 현지에 파견하다: 위생문화사업을 혁신할 데 대한 내각명령 51호에 의하여 위생사업을 지도방조하기 위하여 함흥, 청진, 해주의학대학 학생들 2,800여 명이 평안남도를 비롯한 각 도에 2,000여 개 리에 파견되었다.… 의학대학들의 평양의학대학, 함흥의학대학, 청진의학대학과 의학전문학교들의 신의주고등의전, 사리원고등의전, 평남의전, 원산의전, 개성의전, 함흥의전들에서 3,500여명의 학생들과 교직원들이 이에 망라되어 황해남도와 자강도를 비롯한 토착지들에 파견되어…솔선 거리와 마을의 청소 미화사업과 특히 그들의 부엌을 위생적으로 개조하여 식기를 소독하여 주는 등… 벽성군에서는 평양의학대학 학생들의 발기에 의하여 벽보 "새 생활"이 발간되어 위생 계몽사업에 적지 않은 도움을 주었다. 『인민보건』(평양, 조선의학사 1958)

아래의 표에서 의학대학에서 진행되었던 학생노동화 현상을 1960년(K1증언)과 2002년(C5증언) 졸업생의 증언을 통해 작성하였다.

북한은 1980년대에 평양시 건설동원에도 많은 대학생들을 동원했다. 70년대 말부터 80년대 초 대학졸업생들은 누구나 평양건설 동원 경력을 자랑삼아 회고한다.

의학대학의 노동화

학년별	평양의학대학 (K1: 1955-1960학년도)	청진의학대학 (C5: 1996-2002학년도)

1학년	- 신창탄광개발공사 굴착작업
	  2개월 여름방학
	
	- 내리(만경대구역) 과수농장공사
	- 산을 깎아내려 다락 밭 건설
	  : 평의대가 담당
		- 교내당고추(피망)온실
		  농장건설 -2月
		- 봄, 가을약초동원

2학년	- 평양 오수간선도로건
	  : 평양시내 대학생들 전원동원
	
	- 칠골(만경대구역) 농촌
	  모내기 동원
		- 대학 교내 개·보수 공사
		  (지하 구조물 철거 등)
		- 1月
		- 봄, 가을약초동원

3학년	- 청년거리 건설동원
	  (38호 작업동원) :
	  평양시내 대 학생 전원 동원.
	
	- 락랑구역 농촌모내기 동원
	- 생땅뚜져 꼬창모내기
		-송평구역 양어장건설
		  (김정일의 함남도 현지지도
		  과업 관철)-2月
		- 봄, 가을약초동원

4학년	- 군진의학 훈련
	- 룡성구역 야산서
	  실전형태의 노천천막생활
	  야전 수업과 전시훈련 진행
	
	- 쓰딸린 거리건설동원
		- 교도훈련,
		- 봄, 가을약초동원

5학년	- 배천군 신해방지구에 여성공작대로 파견 (남편들이 월남하고 여자들만 주거하는 지역파견) - 침식(寢食)을 같이 하면서 그들의 정치동향, 족보요해, 문제점 등을 해부하여 부류별 (경중도) 구분 작업, 일종의 문건정리. 선전요해교양사업 진행.	- 부령발전 건설-수로공사 -3月 - 6학년 전공실습 6月

우리는 대학 2학년 때 평양 통일거리 건설에 6개월 동원되어 건설동원으로 노동자가 되었었죠. (L1 증언)

우리는 대학 2학년에 평양시 보통강호반건설 나갔댔죠. (K2 증언)

우리는 대학 2학년에 6개월 동안 평양 산원 건설에 나갔댔죠. (K3 증언)

우리병원의 한 의사는 85년도에 자기네 대학(청진의학대학)에서는 문수거리 건설 나갔는데…그 때 평양산원 건설도 하고 김만유병원 건설도 마감 단계되었노라고, 자기들은 거리건설에 대학생 건설자로 동원되어 많은 혜택을 받고 학급에서는 공로메달 수상도 여럿 받았었다는 전언을 들었죠. (S2 증언)

평양건설과 평양정치행사 동원은 90년대에 이어 2000년대 학부생들의 증언(C4, K4[18])에도 나타난다. 의학대학생은 건설동원을 비롯한 노력동원뿐만 아니라 1990년대 들어서는 농촌동원 대신 약초동원에 참여하게 된다. 약초 동원은 매해 봄과 가을에 (60~70일간씩 한 해에 70여 일간) 동원된다. 4월

---

18) 증언자 K4는 2008년 평양의학대학을 졸업하고 중국에서 8년만인 2016년 입국 후 현재 의사국가고시 준비 중이다.

과 5월 농번기에 "전당, 전군, 전민이 농촌지원전투에로!"의 구호로 누구를 막론하고 농사에 동원된다. 이 시기는 학교에서의 수업은 일체 중단하고 현장(건설 또는 농촌 등지)에 파견된다.

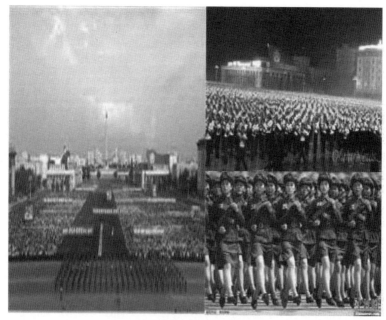

북한대학생 평양행사동원

이와 같이 북한에서 의대생들을 비롯한 고등교육 대상자들에게 정치, 문화활동을 비롯한 많은 인력동원(학대?)이 실시된다. 북한은 노동단련기 간을 통하여 노동에 대한 성실성과 헌신성을 배양하며 '전체는 하나를 위하여, 하나는 전체를 위하여(One for all, All for one)'라는 집단주의 정신을 배양하며 그 과정 속에서 철저한 공산주의 인격체의 완성을 촉진하고자 한다. 또한 고학력자에게 비용 없이 노동을 전가시킬 수 있다는 이점이 있다. 재학시절에 당에 충성할 수 있도록 철저히 교육을 실시함으로써 졸업 후에 의사로서 행하는 환자치료행위가 체제 옹호의 도구로 사용되고, 의사의 직무를 충실하게 수행하는 것이 체제 결속을 위한 수단으로 활용할 수 있도록 수차례 강조하고 있다. 또한 대학교육의 노동화훈육이 공산주의화 과정의 중요한 사례가 될 수 있다. 대학기간 동안 매해 70여일(봄과 가을 3개월여)의 농촌지원전투에 동원되어야 한다. 또한 평양시 주거대학생들은 지방대학과 다르지만, 노동화보다는 중앙 행사참가에 주로 동원된다. 아래 표에 의학대학 학생들의 노동화 과정을 분석하였다. 분석한 바에 의하면, 1년에 적어도 3개월간의 학업을 중단하고 무(無)보수 노동에 동원됨을 알 수 있다.

교육강령화된 노동화훈육

학교별		봄, 가을 농촌동원	평양 건설동원	군사 훈련		방학
의학대학	○	70여일 (봄, 가을 포함)	3개월간여	6개월	○	평균30일
약학대학	○	70여일	3개월간여	6개월	○	평균30일
의학전문학교	○	70여일	×	×	○	평균30일
보건 간부 양성소	○	70여일	×	×	○	평균30일

"학생들을 우리당의 주체사상으로 튼튼히 무장시키기 위한 사상교양사업을 혁명적 조직생활과 실천투쟁을 통하여 그들을 끊임없이 단련하도록 하여

야 하겠습니다. 그리하여 자연과학을 공부하는 학생이나 사회과학을 공부하는 학생이나 다 대학을 졸업하고 사회에 나가서 어떤 풍파와 시련 속에서도 흔들리지 않고 오직 당과 노동계급과 인민을 위하여 몸바쳐 투쟁하는 참다운 공산주의혁명가가 되도록 하여야 하겠습니다." 김일성, "민족 간부 양성사업을 더욱 개선 강화할 데 대하여," 『김일성저작집』, 32권, (평양, 1986)

위와 같이 노동훈련 등이 김일성의 정당화언급에 의해 진행된다. 의(약)대생들의 경우, 방학이 평균 30일인데, 주로 겨울방학이 40일(1월1일부터~2월 16일까지)정도이나 여름방학은 최소 10일에서 30일 이내이다. 방학기간은 건설동원, 행사동원(K4)[19] 때문에 방학이 축소되어 활용되지 못하는 경우도 있으며, 학급들의 3대혁명 붉은기 판정 등을 위해 노력을 매진할 때에는 방학이 취소되기도 한다.

의대생의 일과표는 어떨까?

흔히 일반상식으로 의(약)대생이 상기와 같은 그런 복합적인 학습외의 잡다한 조건들을 만족시키자면 언제 공부하며, 공부는 전혀 못할 것이다 또 언제 자고 언제 휴식할까 하는 우려가 없지 않을 것이다. 그러나 남한의 대학생들에 비하여 얼마나 조밀한 일정 하에 일정을 소화해 내는가는 이들의 일과표분석을 통하여 그에 대한 이해와 설득력을 부가하고 싶다. 일단은 남한의 대학생들처럼 자율적인 학점 위주제 지향보다 교무당국의 교과시간

---

19) 증언자 H4는 2003년 청진의학대학 임상학부(주간)를 졸업하고 함북도 대학병원 기능진단과 의사근무 경력, 현재 의사국가고시 준비 중이다.

대학생활 하루일과표

	구분	시 간
1	아침기상 및 아침점검	6:00~6:30
2	담당구역청소(학교, 기숙사)	6:30~7:30
3	아침식사 및 등교	7:30~8:30
4	아침독보	8:30~9:00
5	1강의	9:00~10:30
6	휴식 및 업간체조	10:30~11:00
7	2강의	11:00~12:30
8	점심식사 및 휴식	12:30~14:00
9	3강의	14:00~15:30
10	휴식	15:30~15:40
11	4강의	15:40~17:10
12	하루총화 및 청소(담당구역)	17:20~18:00
13	저녁식사	18:00~19:00
14	과외학습(혹은 보충수업)	19:00~22:00
15	저녁점검 및 취침	22:00~06:00

표에 복종하여 진행된다는 것이다. 교과시간표는 남한의 간헐적인 공강(孔講)보다 단 한 시간의 공강이 없는 하루 4~5강의(1강의: 90분) 소화가 정상이다. 이는 아침 9시부터 저녁 7시까지 근 8~9시간의 쉼없는 강의마라톤을 정상화해야 한다. 단 토요일만이 오전 2강의(오후 조직별 행사: 강연회, 세미나 등)에 그친다. 주로 4강의의 정상 강의기간을 제외하고 건설동원, 농촌동원 등으로 휴강되어 보강이 필요한 경우에는 5~6강의 보강으로 저녁 8시까지 심지어 기숙사 호실에서 진행되는 경우도 있다. 위의 표는 북한 의(약)학대학 주간학부 일반 학생들의 생활일과표이다.

북한의 의(약)학대학생활을 돌이켜보면 정말 한순간의 빈틈도 없이 공부했던 기억만이 생생해요… 그래도 남한의 약대생들은 수업이 끝나면 '영화보러 가자', '어디 쇼핑가자…' 너무나 행복한 대학생활이었어요… 게다가 이들은 방과 후에 과외하여 돈벌어 학비마련한다고 하여 정말 신기하였죠… 북한의 대학생활은 힘들게 농촌과 산에 가서 일하여도 돈을 벌 수 있는 일은 단 한 가지도 없는데 비하면 자유로운 한국의 대학생활이 신기했죠. (L2 증언)

강의를 마치고 저녁점호 이후에도 학생들은 주간강의의 과제물수행으로 야학(夜學)이 정상이다. 농촌동원기간에는 또 노력 그 자체만이 아니라 때론 강의도 있고 과제가 있어 현장에서의 수강도 불사한다. 이와 같이 북한의 의(약)학교육의 학생들에게 부가되는 복합적인 무료 고용현상으로 학생들은 정신 무장되기도 하는 반면 불만, 나아가서 누수현상(간부자녀들의 기피현상 등)도 간혹 있다. 위에서 살펴보았듯이, 노동 시간에 할애되는 시간이 점차 증가하면서 순수 과학기술 교육의 질적 감소가 나타날 수 밖에 없는 구조로 본래의 학업에는 적지 않은 지장초래가 유추된다. 이는 북한이 무료교육의 대가로 학생인력을 노동력으로 요구하여 대처하려는 의도로 풀이된다.

의대생은 전시 군의관

북한의 의(약)학교육에서 특기할 대목은 학생들을 군사화 된 규율에 복종시켜 전(全)대학생활의 군사조직화와 군사화시스템과 병행하여 3~6개월간의 전시 군의관교육을 진행한다는 것, 즉 전 대학을 군사화한다는 것이다. 이에 의하여 대학의 학생 생활을 군대의 연대, 대대, 중대, 소대 등의 군사조직형식으로 구성하고, 생활 역시 정연한 군사시스템에 의하여 통제된다.

대학생활의 군사조직화

북한의 학교에서 1960년대 초반까지 적용된 공식적인 규칙으로는 '학생규칙'과 '학생 생활 준세칙'에 입각하는데 학생규칙은 총 22개 조항으로 이루어져 있었다. 여기에는 학교생활과 교외생활, 가정생활에서 준수하여야 할 규범인 1943년 8월에 발표된 소련의 학생규칙을 바탕으로 하고 있다.

『조선민주주의 인민공화국 교육규정 자료집』(동경: 학우서방.) 각급 학교 학생은 다음 사항을 의무적으로 실천하여야 한다고 언급하는 바 그 내용으로 본다면, 결석, 지각, 조퇴를 하지말 것들에 대한 학생준칙에서부터 학교 내의 예의질서뿐 아니라 웃 사람을 존경하고 가정에서의 예의범절 등에 이르는 자세한 내용들이 일일이 첨부되어 있다. 북한의 학생규칙은 21개 조항으로 구성된 소련의 학생규칙을 일부 수정한 형태로 제정되었다. 소련의 학생규칙 중 4항 "필요한 모든 교과서 및 공책 연필 등을 가지고 등교할 것"과 5항 "교사가 교실에 들어오면 즉시 공부할 수 있는 준비를 갖출 것"을 하나의 조항으로 통합하고, 다른 두 개의 조항을 첨부하였다.

상문의 북한의 학생규칙(재일본 조선인 총연합회 중앙본부 교육부 편, 1957)은 조총련에 의해 번역되고 일부 보완하여 작성한 것이었다. 북한의 대학생활은 기숙사 생활과 자택에서 등하교 하는 자가(自家)생활로 구분되는

데, 기숙사 생활은 대체로 통제가 용이하지만, 흔히 자가 생활을 하는 경우는 학교의 규율생활의 사각지대로 간주되어 교무행정이 장악 통제한다. 대학생활의 군사조직화의 형태는 학급은 소대, 학부는 대대, 학년은 중대, 全대학은 연대로 구성된다. 즉 기숙사를 전체 총괄하는 학생대장은 연대장인 셈이다.

한편 학급에는 행정책임을 진 소대장과 정치책임을 진 사로청비서와 당비서들이 존재한다. 학생조직도 당, 사로청조직과 행정조직이 복합적으로 존재하고 활동하는 시스템이다. 아래의 그림에 대학 연대부의 구성과 행정도를 표시하였다.

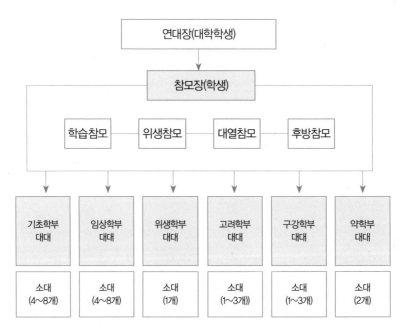

북한대학생활의 군사화시스템

즉 학급에는 당원에서 사로청원과 동시에 대학행정조직 등 각이한 조직원이 공존한다. 또한 대학생활의 또 하나의 집단생활은 학교행정 조직생활이다. 이러한 정신을 반영하여 학교는 군대와 같은 규율이 적용되어야 한다고 보고 군대시스템으로 규율화 된다. 대학 전체는 연대이다. 연대는 대학교 전체학생이 연대장을 중심으로 참모부가 구성 배치되어 있다.

참모장의 지휘 하에 참모 구성원들이 학습, 후방, 위생, 대열 등을 분임하고 있다. 또한 각 학부들이 대대 규모로 되어 있고, 학년별로 중대를 구성한다. 학급단위는 소대이다. 소대는 다시 4～5개의 분대(分帶)로 분류되어 구성된다. 학생 연대부는 학교 행정 전반사업을 총괄한다. 참모부의 구성참모인 학습참모는 연대의 학습상태를 조직·통제하는 주 역할을 담당한다. 가령 학습참모는 대학 교무행정과 연계하여 출석을 비롯한 학업에 대한 내용들에 대하여 대대부에 반영하여 통제하고, 대대부는 중대부를, 중대부는 각 소대들을 통솔하는 기능을 수행한다. 학급 장은 소대장(남한의 과대표)이 맡고 학급에는 소대장, 부소대장, 청년동맹 초급단체 비서로 구성된다. 참모장은 참모들의 활동을 장악 통제한다.

학교 연대부의 대열참모는 모든 전 기숙사학생들의 새벽 기상과 저녁 점검까지를 전담한다. 이는 세부적으로 대학재학 기간 동안 발생하는 기숙생들의 출결사항이 주 업무인바 관혼상제(직계가족이나 친지)는 학교연대부와 학교교무행정과 학교 사로청 등 3개 집단 이상의 허가를 받아야 하므로, 개인사(個人史)마저 공사(公事)가 되어 버린다. 이렇게 학교생활에서의 한

치의 빈틈없는 규율생활을 통하여 학생들의 건전한 규범과 도덕생활을 추구하도록 지도한다.

> 학생규율에서의 엄격함으로 하여 학생들은 명절 때나 자기 집의 소대사(小大事) 시에 자주 자기 집으로 도망가는 사례가 발생하였는데 이는 곧 연대 아침, 저녁 점검을 통해 적발되죠. 이때에는 어떤 처벌도 감수해야 하죠.
>
> · · ·
>
> 직계가족의 대소사(大小事)가 있어도, 예하면 경조사가 있을 때에는 어떤 '처벌'도 감수하면서 규정을 일탈해요. 처벌은 학교나 기숙사의 야간경비나 기숙사 청소 등과 심지어는 학교 부업지 노동도 예외가 아니기도 했죠. (K3 증언)[20]

북한의 대학생활의 매 첫 주 첫 날은 대열점검용 사열행진으로 시작한다. 아침 8시 30분에 등교, 소대별 사열행진 진행시 주석단에는 대학(총)장, 대학 당위원장, 대학사로청 위원장, 각 학부장들이 일렬로 정렬하여 참석한다. 사열행진을 마치면 대학장으로부터의 주간 주요행사의 공지사항 등을 공지 받는다. 이 모든 행사들이 대학 연대장의 통솔 하에 진행된다(L1). 대학 연대장은 주로 제대군인 당원으로서 대학교원보다 때로는 신분위상이 우위로 보이기도 한다. 결국 대학생활은 연대, 대대, 중대, 소대, 분대의 군사조직과 사로청 위원회, 학부부문위원회 초급단체 등의 근로단체 조직, 학교행정 등 3중의 통제 하에 생활하게 되는 그야말로 혁명적 교양을 단련하는 생활의 연속이라 하겠다.

---

20) 증언자 K3은 신의주 의학대학 고려학부(특설)를 졸업하고 곽산 제2병원 의사근무 경력, 현재 한국의사 국가고시 준비 중이다.

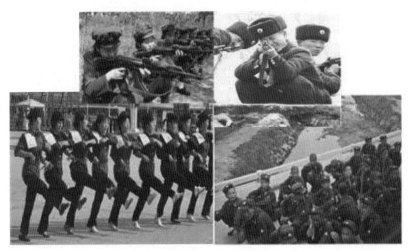

북한대학생 군사훈련

학생연대부의 후방참모는 학교 후방경리부서에 학생들의 의견을 수렴하고 제출하며, 주 업무는 학생들의 식생활을 전담한다. 식생활에서 불만사항이 발생하면 후방부에 지적하고 개선조치를 요구하는 등 학생편익을 위한 사업에 협조하는 바 후방 경리부서의 지원요구가 있을 때는 연대참모부와의 합의하에 학생들의 협조도 구하는 등 학생연대부와 대학교무과 간의 유기적인 순기능에 일조한다. 이러한 대학교생활은 군사화 시스템이 뒷받침되어 위에서 언급된 학생규칙과 준 세칙들을 엄격히 준수할 수 있도록 통제된다.

6月 군사훈련 필수코스

대학생활의 군사화는 대학생활 내에서의 군사화시스템과 동시에 전시군의관역임의 군사 훈련도 진행한다. 이는 북한에서 '교도훈련'이라 칭하며 특별한경우를 제외하고 주로 6개월간 군사교육이 진행된다. 이 기간 동안은 수업을 중단하고 인근 군사훈련지로 주거지를 옮기고 군사전문가로부터 전시군의관의 군사강의와 훈련을 받는다. 교도훈련 시기는 대학마다 상이하나 주로 2학년부터 4학년까지의 과정에서 학교 교무행정의 계획에 따라 실시된다.

> 나는 대학 때 군사훈련을 7개월 하였어요. 저는 2006년도 혜산의학대학을 졸업하였는데 2학년 때 봄에 갔죠. 고사포중대에 여자부대라 별로 훈련이나 상학(정치학습)같은 것들에 대한 통제는 심하지 않았고, 출석체크가 기본이었는데 상학도 하는데요. '미제침략사' 같은 정치과목들에 대한 강의는 대학에서 과목담임교원이 출장 와서 수업하였어요. 일부 학급들은 군진의학과목을 수강하고 4학년에 가는 경우도 있었어요. (K6 증언)[21]

교도훈련 6개월 과정은 필수 교과목(군사학)으로 이수과목에 해당되므로 전 학생들이 이를 이수한 조건 하에서 군의관, 또는 일반대학졸업생들은 예비역 소위(小星)-군의자격이 부여된다. 구체적으로는 매일 정치상학 2강과 훈련 2강의의 교육이 진행된다. 여기서 주로 정치상학시간에 정치과목의 강의가 이루어지며 김일성주의 노작, 당 정책, 군사학, 주체철학 등의 강의를 진행한다.

수업종료 후 시험을 치르는 형식으로 수강 결과를 점검하기도 한다. 군사훈련 총화는 각 무기의 사격과 군의관의 경우는 전시상태의 간단한 외과

---

21) 증언자 K6는 2006년 혜산의학대학 임상학부(주간)을 졸업하고 혜산시 ○○병원 의사근무 경력, 한국에서 의사 면허취득 후 인턴 중이다.

적 수술을 동반한 실력을 테스트하기도 한다.

군사훈련 강의는 각종 무기(자동보총, 권총, 포 등) 사용관리법, 분해결합, 사격훈련이 진행되며 군의업무와 관련된 수업도 진행된다. 구체적으로 초보적인 붕대법과 지혈법을 비롯하여 전시 의무관의 임무와 역할과 지휘능력과 전술 등의 凡군의 전략전술 등을 가르친다. 사격과 전시를 모방한 시뮬레이션 형식의 판정 등으로 군진의학 교과목 수업을 진행한다. 이는 대학졸업 이후 유사시 전쟁이 일어나도 군의관 역할에 대비하기 위함이며 군의소나 군(軍) 분야에 충원될 예비역 훈련이라고 볼 수 있다. 때문에 사회에 나와서도 민간방위무력에서도 적위대(軍 無경험자)인 것이 아니라 교도대(軍 有경험자)로 분류된다.

대학에서 교도훈련과정을 운영함으로써 북한의 4대 군사노선(전민 무장화, 전군 요새화, 전군 간부화, 전국의 요새화)관철에 일조하며 대학생들로 하여금 혁명가 정신을 육성하고 집단화의 목적을 달성하려는 의도에서 진행되고 추진된다. 이와같이 북한의 의(약)사교육은 혁명성, 노동계급성배양과 조직성, 집단성배양을 위한 훈육과 동시에 군사훈련을 중시한다. 이는 "하나는 전체를 위하여, 전체는 하나를 위하여(One for all, All for one)"에 입각한 공산주의자 자로 교양되고 육성되기를 중시한다고 볼 수 있다.

보건의료인의
자격부여와 충원

북한의 의(약)학대학교육은 남한의 대학과정의 학업 중에 강조되는 외국어교육과 실험실습과 생산실습 부분이 여전히 강조되는 바 우선은 북한에서 진정한 산교육은 실험실습을 통한 깨달음이라는 원칙하에 실험실습을 위한 투자에 당국의 지원과 노력을 집중한다. 이로부터 의대와 약대들에 일반적인 실습실과 실습공장이 구비되어 실습에 임하며 외국어 교육도 2, 3외국어 소유를 강요한다. 또한 졸업과 자격부여는 철저히 국가개입으로 이루어진다. 때문에 용어표현에서도 자율적이고 개인성 지향인 면허취득이라는 남한의 용어표현에 대치되게 자격부여라는 표현으로 익숙하다. 뿐만 아니라 북한의 의(약)사 인력양성에서 초기부터 일관되게 교육형식의 다양화를 도입하였는 바 이는 전문교육의 주간학부와 속성교육의 통신학부, 검정과정, 특설과정 등의 병행이었다. 이와같은 복합적인 교육형식을 도입하여 북한은 속한 시일 내의 의(약)사양성의 대량배출 목적을 실현하고자 하였다.

의사는 인간생명의 기사

실험실습 강화

북한이 교육사업에서 중요하게 여기는 또 하나의 교육지침은 실험실습을 강화하며 이를 생산노동과 밀접히 결부시켜 진행하는 것이다. 이를 위하여 당과 국가의 지원과 협조를 강화하여 그 효율성을 증대할 것을 강조한다. 의학대학에서의 임상실습에 대해 이미 프리와르(Prieur)는 학생들은 듣고 말하는 것만으로는 부족하며 필요한 것은 직접 보고 만지며 실습하여 실제 필요한 기술을 충분히 연마할 기회를 갖는 것이 중요함을 강조하였다. 이는 사람의 생명을 다루는 분야인 의학에서 임상실습의 중요성을 강조하는바이다. 가령 병리학 실습은 분과 초 단위로 환자의 상태를 관찰하고 기록하며 체온과 맥박 등의 변화양상을 통한 병변의 진화과정을 예의 주시해야 하기 때문이었다.

북한은 의학교육에서 실습장비와 실습조건을 마련해 주는 것을 대학교육에 대한 당과 국가적 지원사업으로 추진하도록 하였으며, 대학 교육사업에 대한 전 인민적 관심으로 도와주도록 하되 여기서 단지 평양의학대학에만 지원을 집중하지 말고 각 지방의 의학 대학에 골고루 설비를 갖추어 줄 것을 강조하였다. 북한의 의학교육에서 진행되어온 실험실습과정에 대한 증언을 제시하면 다음과 같다.

2, 3학년 때부터 임상실습을 한다는 점에서 하급학년 때부터 병원관리운영에 영입되므로 이 전공실습을 통하여 학생들은 의사, 약제사라는 직업–인간의 생명을 다루는 숭고한 보건일군의 직업에 대하여 깊은 사명감과 인식을 가지게 되며 그 직업에 대한 윤리의식과 의사로서 당과 인민에게 복무할 정신 실무적 준비를 더욱 다지게 되는 거죠. (J1 증언)[22]

이를 통하여 대학과 고등전문학교에서 강의와 실험실습이 유기적으로 결합되어 학생들이 교재의 내용을 쉽게 이해할 수 있을 뿐만 아니라, 현실에서 활용할 수 있는 능력도 배양됨을 알 수 있는 『인민보건』의 지적을 아래에 언급한다.

해부학 실험실, 미생물 실험실 등 6개 실험실을 정비하고 교수요강을 위한 기본적 실험을 할 수 있도록 교편물을 제작하는 사업이 교내 당 및 사회단체의 발기로 군중적 운동으로 전개되었다. 동시에 웽그리야 의료단과의 연계를 강화하면서 그들로부터 선진기술을 도입하였다. 『인민보건』 (평양, 조선의학사, 1959)

2학년에는 실습과목과 더불어 해부학, 약리학, 해부생리학, 조직학 등의 과목을 소화하면서 1학년 때 느끼지 못했던 의대생이라는 자부와 긍지가 생기기도 하지만, 동시에 시체를 다루어야 하는 공포와 거부감이 생기기도 한다.

---

22) 증언자 J1은 1996년 함흥의학대학 임상학부(주간)을 졸업하고 함남도 모 진료소장 근무 중 탈북, 의사 면허취득 후 현재 광역시의 ○○병원장으로 근무 중이다.

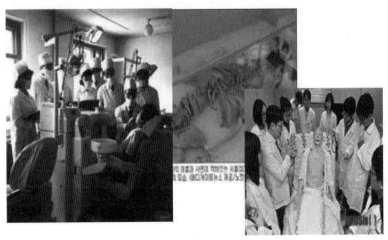

북한의대학생 실습

해부학 실습은 포르말린침수에서 시체(屍體)를 꺼내 해부해보며 직접 몸의 구조와 조직구성 등을 익히게 되고 수업 때마다 해부학 선생님은 늘 해골과 사람뼈를 가지고 와서 못살게 굴곤 하시고. 또한 숙제도 해부학은 뼈 그림그리기만이 숙제로 제시되어 때론 꿈에서도 죽은 시체가 따라오는 꿈도 꾸어 공포가 더많았어요. (K8 증언)[23]

실습은 주로 과목실습 시에는 과목담임의 지도하에 대학 부속병원, 또는 계약단위의 치료예방기관들에서 실습 진행하며 전공실습은 과목 담임교원들로부터이미 작성된 실습요강(6개월분)에 준하여 매 과목마다의 학습요강들을 원만히해낼 만한 병·의원들을 학생이 발품을 놓아 찾아다니면서 집행하죠. 때문에 높은 학습열의와 책임성, 사명감을 동반한 자각이 따라야 해요. 왜냐하면 실습정

---

23) 증언자 K8은 2005년 혜산의학대학 임상학부(주간)를 졸업하고 혜산의학전문학교 교원으로 근무 중
   탈북, 현재 의사국가고시 준비 중이다.

형 총화에서 엄격한 요강별 평가가 이루어지며 이는 성적총화에 정확히 반영되기 때문이죠. (B2 증언)

약학대학의 전공실습요강은 병원 약국의 조제(助劑), 제제(製劑)실습 뿐만 아니라, 제약공장실습과 약품공급소의 검정과, 합성과 실습 등의 요강을 만족시켜야 하므로 더욱이 책임성이 동반돼야 해요.

···

또한 생물약품조항도 있는데 전 그 요강수행을 위해 국내에 하나뿐인 함경북도 라선시에 있는 메르체닌(Merchenin)주사약(항암다당체) 공장까지 다녀왔고… 그 노력으로 실습총화 때 우수한 점수를 받기도 하였죠. (L2 증언)

북한 사회주의교육의 또 다른 특징은 교육과 생산노동의 결합이다. 이것은 사회주의 교육의 주요한 특징인 종합기술교육과 깊은 관련을 가진 것인데, 사회주의 인간형성을 위한 방식으로 해석되기도 한다. 생산기술교육과 생산실습결합의 이러한 방식은 사회주의 우방국인 소련의 교육에서 벤치마킹한 것임을 알 수 있는 아래의 인용이다.

기본 생산기술교육은 생산견학을 통해서 이루어진다. 일찍이 1920년에 레닌은 기본생산 기술교육을 위해서 발전소, 꼴호즈, 공장 등을 견학할 것을 강조하였다. 생산견학을 위하여서는 일정한 시간이 요구되는 바, 소련에서는 과정 안에 188시간이란 많은 시간이 배정되고 있다(생산견학 중에는 다른 과목의 수업이 진행되지 않는다). 따라서 교원들은 생산기관별로 견학계획을 학기 초에 면밀히 예견성 있게 수립하여야 한다.

주로 내과학 총론수업과 실습은 평양의대병원에서 300명 수용의 강당에서 강의하고 실습하였고 각론과목(외래)은 적십자병원에서 주로 진행하죠. 또한 산부인과와 정신과, 소아과 등의 실습도 겸하여 진행하였죠.

…

4학년에 결핵과 실습, 고려과 실습 등 과목 실습들을 다양하게 진행하고 정신병학은 의주정신병원에 가서 강의와 실습을, 5학년에는 임상실습으로 임상내과 임상외과 등의 생산실습 코스로 6개월 간을 실습요강에 준하여 각 병원들에 파견되어 실습을 진행하였죠. (K1 증언)

상술된 증언자료들은 생산노동과 교육의 결합의 당위성에 대한 이러한 해석에 근거하여 북한에서의 생산노동의 결합이 많은 비중을 차지하고 중요시 된다고 볼 수 있는 대목이다. 이와 같이 북한의 주간학부에서의 의학교육은 비교적 교육원리와 준칙에 의거하여 학생들에게 의학과학지식의 교육뿐만 아니라 실험실습과 생산노동도 결합한 이른바 복합적 실천적 의도의 교육이라고 할 수 있다.

외국어 교육의 심화

북한의 의학대학에서의 외국어교육 열풍은 1980년대 중반부터 활성화되었는데, 이는 1986년 김일성의 과업이 발단이 되었는 바 당시에 대학마다 제2외국어 운동이라 하면서 3학년에 제2외국어 과목을 개설하였다. 또한 제2외국어는 졸업시험에도 반영된다. 이로부터 100-200쪽의 번역과제가 필수인 바 이러한 제2외국어는 학교실정에 따라 다르며 대부분이 자습으로 해결하는 것이 기본이다. 당국의 수차례의 언급—교육의 질을 높이는 데서…

외국어를 알아야 다른 나라의 과학기술 서적들을 마음대로 읽고 우리에게 필요한 선진과학기술을 배울 수 있습니다.

대학들에서 외국어교육을 강화하여 학생들이 대학기간에 영어, 프랑스어, 노어, 중국어, 일본어를 비롯한 여러 가지 외국어 가운데서 한 가지 이상의 외국어에 정통하도록 하여야 한다.-는 북한에서 외국어소유는 각자의 스펙제고와 자국내 과학기술을 해외에 홍보하고 수출하려는 목적보다, 외국의 과학기술을 공유하고 받아들이기 위한 수용의 목적이 짙다고 풀이된다. 이는 1980년대 후반 들어 북한이 발빠르게 외국의 과학기술 발전을 수용하여 벤치마킹하려는 시도였음의 방증이다. 비교적 열린 사고로 외부세계와의 균형감각 선상의 일환인바 이는 1980년에 '합영법' 채택과 병행한 연이은 외국어 열풍강요였다. 북한의 의(약)대생들은 별도로 라틴어를 학습하였지만, 라틴어를 제2외국어로 간주하지는 않는다.

초기에는 노어(러시아어)와 영어 위주로 고등중학교에서 가르쳤으나 점차 영어(英語), 일어(日語)로 전환되었고 나아가 중국어(中國語)가 선호되기도 하였다.

대학의 환경이나 특성에 따라 선호 외국어가 달라지기도 했는데, 가령 경성의대(청진)에는 현지 중국인 원어민 교원의 외국어 강의가 활성화되어 중국어를 배우려는 학생이 많았죠. 또한 고려학부에서는 중의(中醫)가 되기 위한 중국어 열풍이 높았고요, 이 시기 고려약학과생들도 웬만한 중국약품 설명서는 볼 수 있는 정도의 중어(中語)실력을 소유하였어요. (B4 증언)[24]

---

24) 증언자 B4는 1994년 청진의학대학 고려학부(주간) 재학 중 탈북. 한국입국하여 경희대를 한의학부 졸업하고 현재 한의학박사학위자로 묘향산한의원장 근무 중이다.

외국어 열풍은 일찍이 김정일이 관심을 보였는데, 보건부문 책임일군들과 한 담화에서 보건일군이 외국어 학습을 위해 노력해야 한다고 수차 강조한다. 이렇듯 국가차원에서는 외국어교육을 장려하였으나, 현실적으로 북한에서 가능한 외국어 교육은 독해정도에 불과하다. 이는 해외연수와 같은 현지경험이 전무한 관계로 대학교육의 외국어 교육정책은 세계과학기술 공유와 발전을 위한 좋은 아이디어로 출발하였지만, 외국과의 교류가 제한되고, 제2외국어의 경우는 자습에만 의존한 상황에서 북한 보건일군들의 외국어 능력은 한계가 불가피한 현실이다. 이와같이 북한의 의학교육에서 현실성위주의 실험실습강화와 외국어 실력제고 등 주지하는 바가 나름 세계화를 시도하고 추진하였지만 자체가 안고 있는 폐쇄적인 사회 특수성을 고려하면 단 한 가지도 이룰 수 없는 한계에 직면한다.

의(약)사 대량배출 다양한 교육형식 도입

북한의 보건일군 양성정책에서 내세운 지침은 다음으로 다양한 교육형식의 도입이다. 이는 교육에서 한 가지 형식만 고집하지 않고 복합적이고 다각적인 방식의 교육형식을 도입하여 단기간 내에 많은 보건의료인력을 복합적으로 배출해 내려는 의도를 담고 있는 바이다. 교육형식의 다양화 도입은 북한이 견지한 무상치료제의 전 국가적인 실현을 위한 시책의 일환이었으며, 인력 대량배출의 독창적이고 혁신적인 방안이이라고 하였지만 이러한 형식들은 이미 사회주의 소련에서 일반화하고 있는 교육형식을 벤치마킹하였던 것이었다. 이는 대학주거위주의 전문(주간)교육과 병행하여 속성교육

(통신, 야간, 검정교육)과 단기교육(특설교육) 등을 도입하여 인력배출의 양적 만족을 추진하여 지방 구석구석에 이르는 의료서비스 실현을 목표로 삼은 자구책이었다.

의(약)대학의 전문교육(주간)

남한과 대비되는 북한 보건의료교육의 핵심적인 차이점은 대학교육에 다양한 교육형식인 주간교육과 통신교육, 특설학부 등이 공존한다는 것이다. 여기서 주간교육은 대학에 주거단위를 정하여 대학기숙사와 주변 거주지에서 생활하면서 받는 대학의 전문교육이다. 이러한 전문교육은 비교적 안정적이고 순차적이며 체계적으로 진행되므로 졸업 후에도 사회현장에서 가장 인정받는 교육 형태이다. 그러나 이 교육은 교육강령 집행 중 북한의 정치사회화의 요구를 충족시키는 각종 행사에 복종해야 하고, 해마다 정기적으로 진행되는 봄(4~5월), 가을(9~10월)의 동원혁명에 희생되는 주간교육생들의 불편함도 내재하므로 부차적이지만 소모적인 시간낭비의 단점도 수반하는 것을 알 수 있다.

다음 쪽의 그림에 증언들에 근거하여 청진의학대학(경성대학)의 행정구성도를 제시하였다.

대학장 아래의 모든 행정부처 들은 대학당위원회의 지도와 통제 하에 있으므로 각 일정과 계획들이 조절·통제·검열된다. 대학에서는 대학당위원회의 권한이 막중한데, 대학 교무부의 중요성에 대한 지적─… 교무부총장은 대학의 참모장이라고 말할 수 있습니다. 대학에서 교무부총장을 참모장으

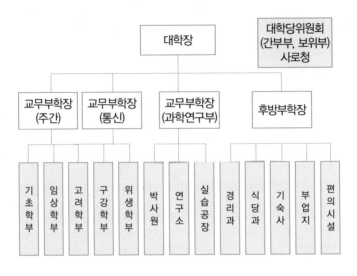

청진의학대학 행정구성도

로 하는 행정참모부를 잘 꾸리고… 대학에서 교육교양사업에 대한 지도를 실속있게 하기 위해서는 학부장들과 강좌장들의 역할을 높이는 것이 중요합니다.−는 이를 잘 해설한다. 대학장 아래에는 대학당위원회가 존재한다. 그러나 이는 어디까지나 대학장 하위계급이나 당위원회 소속이다.

그러므로 모든 교직원 학생들이 당위원회의 지도통제 속에 사업하고 생활하며, 이는 곧 교육사업에서 당적 사상체계를 우선시함을 의미한다. 행정조직으로는 주간학부와 통신학부, 과학교무부가 각기 존재하며 교무부(주간, 통신)학장 아래 학부들이 존재하는데 학부 아래 각 강좌들이 존재한다. 주간학부는 크게 기초학부와 의학부, 약학부로 나뉘는데, 기초학부에는 노작강좌를 비롯한 일반사회학 과목의 강좌들로 구성된다. 의학부 안에는 임상의학부와 구강학부, 고려학부, 위생학부가 있다.

의학대학은 임상의학부와 구강학부, 고려학부, 위생학부들에는 각 강좌들이 개설되어 있으며 다음으로 약학부가 포함되어 있다. 학부의 학부장 아래 각 강좌들이 하위단위로 존재한다. 이 기본학부 외에 직속강좌가 존재한다. 이러한 강좌에는 강좌장과 해당과목 교원들이 학생들의 학과목 교육을 전담하며 이는 주로 한 개 강좌에 보통 3명 이상의 교원들로 구성된다. 학부장과 강좌장 교원은 일반수업 강의를 거의 하지 않으며, 가끔 시범강의만을 할 뿐이다. 마찬가지로 약학부에는 전공학과목인 약제(藥濟洋)강좌, 약화학(藥化學洋)강좌, 고려(韓)약화학강좌와 제약강좌 등 전공강좌가 있으며 일반화학강좌와 수학, 물리를 비롯한 기초과목강좌와 노작 강좌들은 의학부강의의 기초강좌와 공존한다. 직속강좌의 구성을 재북시 의학대학교원의 증언에 의하여 작성하여 아래표에 제시하였다.

의학대학의 직속강좌들

기초학부 직속강좌						
로작 강좌	혁명 강좌	외국어 강좌	체육 강좌	철학 정치 경제 강좌	물리 강좌	군진 의학 강좌

기초학년에서는 기초강좌과목들인 김부자혁명역사, 철학, 정치경제학 등을 비롯한 이론 과목 강좌와 체육과목담당의 체육강좌 등도 포함된다. 강좌 내에는 3명 이상의 교원들로 구성된다. 정치사회과목 담임교원들은 학생

들이 전공과목들에 비해 홀대할 가능성을 우려하여 교원들의 높은 요구성으로 각자 권위를 지키고자 하는 의도도 발현하는 것이다.

다음으로 과학교무부 아래 부설기관으로는 박사원과 연구소, 실습공장이 있다. 후방경리부학장 아래에는 경리과, 식당과, 부업지, 기숙사, 후생시설 등이 있다. 경리부는 교직원 학생들의 복리후생담당으로 식량배급과 월급, 여행증명서 등을 취급하며, 이외에 식당과 기숙사기 있다. 기숙사에는 사감과 관리후생 담당 직원이 상주한다.

부업지와 편의시설에는 교직원과 학생(통신)들의 탁아유치원과 이발·미용·목욕탕 등이 있으며 그 외 부업지에서는 부식물을 비롯한 농토산물 작물재배 직원이 대학 내 후방사업에 종사한다. 북한의 전문교육인 의학대학과 의학전문학교의 주간학부는 광복 이후부터 현재에 이르기까지 꾸준히 지속적으로 운영되고 있는 교육시스템으로 이를 통하여 많은 상급보건일군들이 양성되어 사회에 진출하였으며, 보건의료부문치료예방기관등의 주류로서 중추적 역할을 담당수행한다.

속성교육: 통신학부와 검정학부, 야간학부

북한의 보건일군 양성에서 속성교육은 통신학부와 검정과정이다. 의학대학에서 통신학부는 주간학부와 달리 보건부문 현직(치료예방기관)에서 근무하는 보건일군으로서 무자격에서 자격의 취득 내지는 자격의 승급(준의→의사, 간호원→준의 또는 의사 등)을 위해 학습하는 시스템이다. 구체적으로 표현하면 보건의료현실 즉 병원 등지에서 근무하는 간호원이나 준의들이 현직근무와 병행하여 통신교육과정을 수료하여 준의나 의사가 될 수 있는 교육형식이다. 중국의 '맨발의 의사제'와 유사한 시스템이라고 볼 수 있겠으나, 남한에서는 운영된 예가 없는 교육형식이다. 이에 대하여 북한은 교육과 현장이 분리되지 않은 산 현장 중심의 교육으로 자랑하는 교육시스템이며, 마르크스-레닌주의를 고등교육에 적용한 시범적 케이스라 자평한다. 그러나 서구 의학교육의 관점에서 보면 이 교육과정의 도입은 매우 파격적이라 하겠다.

1948년에 벌써 3개의 야간대학(20개의 학급)과 4개의 통신대학(82개 학급)이 창설되었다. 이 대학들에서는 4,977명의 근로자들이 일하면서 공부하고 있다.… 1948년 2월 6일 북조선인민회의 제4차 회의에서 하신 보고에서 1948년 인민경제 발전계획을 발표하시면서 청진에 의학대학을 내올 데 대한 과업을 제시하시였다. 그리하여 1948년 9월 1일에 청진의학전문학교를 모체로 하고 여기에 성진의학전문학교를 통합하여 청진의과대학이 창립되었다. 창립당시 대학에는 의학과를 두고 145명의 학생이 있었으며 학제는 5년이었다." 『인민보건』 (평양, 조선의학사 1960)

상기의 『인민보건』에 언급한 내용들은 야간대학과 통신대학을 통한 의학교육의 형식들을 잘 반영하고 있다. 이 통신교육시스템에 의해 배출된 졸업생들은 단지 졸업증의 교육 형태에 '(통신)학부' 또는 '(검정)학부'라고만 기재되어 졸업한 후 현장에서 의사근무에서 미소한 한계를 느끼지만 급여나 대우 면에서 주간 학부생들과의 차별은 크지 아니하다. 대학에서 학생들의 통신 수업에 대한 업무는 통신교무부에서 전담한다. 통신교무과는 통신등교생 1학년생부터 6학년생에 걸친 학업과 등교여부 확인부터 수강정형, 과제물수행정형, 성적관리 등 학업전반을 총괄 담당한다. 통신학부과정을 이수한 J1의 증언을 아래에 소개한다.

> 통신교무과는 우리 통신생들에게 있어서 담임교원이나 같아요. 통신교무과에 각 소대장들이 가서 지시를 받아오고 그 지시를 학급에 전달하고….
> 이런 방법으로 등교기간 교과과정이 집행되고 우리들의 졸업할 때까지 총괄적으로 담당관리하는 말하자면 담임교원인 셈이죠. (J1 증언)

아래 그림은 통신교육을 통하여 간호원부터 자격상승이 되는 과정을 J1의 증언을 바탕으로 구성한 것이다.

한편, 통신학부생은 주간학부생보다 실리적인 측면에서 일절 동원(군사, 노력 등)이 없이 순수 강의를 받을 수 있었기 때문에 더 효율적인 교육이었다고 나름 주장한다. 단, 토요일만이 '사로청원의 날'로 제정되어 있어, 오전 강의만 진행하고 오후에는 사로청강연회를 비롯한 각종 행사들을 진행한다. 학생들의 당 조직생활이나 사로청 조직생활 등을 통하여 진행되는 사업과 활동들은 모두 학과학습을 더 잘하기 위한 사업으로 그 당위성이 강조되었다. 통신학부 커리큘럼은 그 후에 변하여 다른 일정으로 집행되었다는 증언도 있다.

> 내가 재교육대학 교원으로 근무당시의 통신학부생들은 한 해에 2개월 동안 등교하여 공부한 거로 안다. 2000년도경이니 재교육대학제가 느슨해지면서 대학

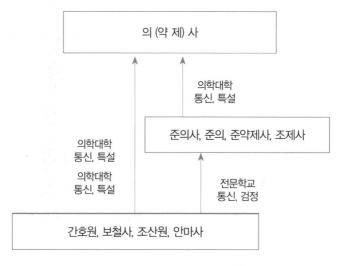

교육과정을 통한 자격상승

생 급감으로 공 교실이 많아 특설학부와 통신학부생들로 대치하여 그들의 학제와 시간만이 기억에 남는다. (H1 증언)

의(약)학대학 통신학부의 교육기간 및 교육형태를 아래 표에 제시하였다.

의(약)학대학 통신학부 교육기간 및 교육형태

구분	등교시기	기간	교육형태
통신학부 (수업형태) (수업기간 6년)	봄 등교	3주 (21일)	첫 1일 시험, 2~20일째까지 수업(日-6강의), 마감 1일 과제제시 및 총화
	가을 등교	3주 (21일)	첫 1일 시험, 2~20일째까지 수업(日-6강의), 마감 1일 과제제시 및 총화

등교시기와 기간을 살펴보면 국가는 1년의 휴가기간(20일간)을 통신등교생들에게는 2배의 수혜(유급)를 준다. 통신학부 등교생들은 한 해에 봄과 가을 21일간씩 2회에 걸쳐 대학에 등교한다.

통신교육은 주간교육과 마찬가지로 주입식교육이 주를 이룬다. 등교 첫날에는 전 등교기간에 배운 내용과 과제물수행에 대하여 시험으로 평가한다. 다음 교육을 마치고 현장으로 복귀 시에는 등교기간의 교육내용에 대한 과제물을 받고 떠나는데, 이는 다음 등교 일까지 우편통신을 통해 담당교원과 1회 이상을 주고받으며 지도받아야 하며 이를 필수 교과과정으로 삼는다. 만약 우편물을 통한 과제물을 제출하지 않거나, 내용이 미비할 경우에는 등교자격을 상실한다.

통신학부생의 모집은 군(郡) 또는 시(市)의 당 위원회 교육부 대학생모집과에 배정된 대학생 선발 규모에 의해 각 해당 단위(병원, 치료예방기관)의 추천을 통하여 모집한다. 지원자는 입학시험에 합격해야 하며 시험과목은 주간학부생 모집 시에 보는 시험과 형식에 준한다. 시험에 합격하면 합격통지서와 등교통지서를 수령하게 되는데, 기관 단위 책임자는 통신등교자의 등교수업을 무조건 보장해야 할 의무가 있다. 왜냐하면 사회주의 하에서 통신등교수업은 교육강령으로 규정되므로 이는 그 누구도 어겨서는 안 되는 철칙과도 같기 때문이다.

H1의 증언은 통신교육이 일 년에 20일씩 봄과 가을에 두 번 이루어지던 기존의 등교에서 수업시간에 약간의 변화가 있었음을 시사한다. 이는 당국의 통신교육의 질 제고를 위한 뒤늦은 조치로 풀이된다. 통신교육은 의학대학과 의학전문학교에서 모두 같은 방식으로 운영된다. 이 시스템에 의해

현직에서 근무하는 간호원이 의학대학 통신학부를 졸업하면 의사가 될 수도 있고, 전문학교 통신과정을 마치면 준의, 준의사 자격을 취득할 수 있다.

통신학부의 교육과정은 교육목적과 학과목의 편성 그리고 학년과 학기에 이수할 교육내용과 시간 수가 통신교무학과에 의해 제시되는데, 주간학부와 마찬가지로 전 과목수가 30여 과목이었으나, 얼마 후 27과목으로 축소(J1)되었다. 이는 주간학부와 차별을 두기 위한 것으로 풀이된다. 통신학부의 구체적인 커리큘럼을 보면, 전체 학과목의 12.2%가 과학기초과목이며 27.3%가 의학기초과목, 그리고 나머지가 전공과목으로 구성되어있다. 『조선교육사』의 통신교육에 대한 언급이 이를 설명하고 있다.

재북시 이런 형식의 교육과정을 이수하고 병원의사로 근무하다가 탈북하여 현재 남한에서 의사시험에 합격하여 인턴과정을 하는 사례도 있다. 그는 북한의 K의학전문학교 주간학부를 졸업하고 병원에서 준의업무를 하면서 청진의학대학 통신학부를 마치고 그 병원에서 의사로 근무하였는데, 실무는 자신이 오히려 갓 졸업한 의대생들보다 나았고 또한 현실감이 풍부하여 많이 도움이 되었다고 진술하였다.

다음으로 속성교육형식으로 검정과정이 있다. 검정과정은 전문학교와 양성소에 개설된 과정으로서 순수 자습의 성격을 가진다. 별도의 강의가 존재하지 않으며 심지어 교재 또한 스스로 구입하여 의문점을 풀고 자습으로 이해하여야 한다. 교과과정을 수학하여 전문학교 30과목의 교과목에 해당한 시험에 통과해야만 검정과정을 이수한 것으로 본다. 북한에서 의학 전문학교 과정을 검정과정으로 마친 의사는 다음과 같이 증언하였다.

저는 함북도 회령시 병원 간호원으로 근무하면서 의학전문학교 의학과를 검정으로 2년 동안에 마치고 준의 자격을 취득하였어요. 다음 또 의학대학 특설학부에 입학하여 3년간의 교과과정을 이수하고 의사자격을 취득하고 다시 근무하던 병원 산부인과에 복직하여 의사근무를 시작하였는데 오히려 기존의 간호원, 준의 시절부터 오랫동안 관계를 유지해 온 단골환자들이라 별로 주간학부생과의 거리감도 안 두고 만족도는 더 높았다고 생각돼요. (J1 증언)

이에 대한 남한 학자의 견해를 빌린다면, '의학대학 졸업시험에서 낙방한 자는 3년이 지나야 검정고시를 볼 수 있는 자격을 주고, 군(軍)에 입대한 경우 검정시험의 자격을 주는 경우도 있다'라고 기술하는데 이는 한국의 검정고시 개념에 입각하여 추론을 이끌어낸 것으로 북한의 현실정과는 전혀 다른 그릇된 오해이며 인용인 것이다.

북한에서의 검정 개념은 자습으로 자격을 취득한다는 의미인데, 남한의 인식대로 軍입대나 대학 미졸업 등은 해당되지 않는 표현이며, 현직에서 검정과정으로 졸업하여 자격을 취득한 경우가 있을 뿐이다. 『조선중앙연감』에서 발췌한 내용에 따르면, 1960년대에는 통신학부와 검정과정의 교육이 널리 대중 속에 일반화되었고, 학계에서의 졸업과 자격에서도 별로 차이가 없는 관계로 의학교육의 대중화가 확산되었음을 시사하는 바가 크다.

1963년에는 기술자격검정시험을 통하여 현직보건일군 913명이 의사 및 준의자격을, 715명이 간호원 자격을, 2,384명이 보육원 자격을 받았다. 『조선중앙연감』에 의하면, 1963년에는 이전 해에 비하여 의사는 112%, 준의는 115.1%, 동의사는 152.6%, 약제사는 145.9%. 조제사는 113.9%, 조산원은

123.3%, 간호원은 111.9%, 보육원은 106.6% 증가한 것으로 나타나 있어, 보건일군의 급성장을 보여주고 있다는 지적이 있다. 그러나 검정시스템은 1980년대에 들어 그 가치를 상실한 것으로 최근에는 검정시스템의 역할이 대폭 축소되었지만, 북한이 일정 기간 이러한 방법으로 필요한 의료 인력의 충원을 위해 적극적인 노력을 하였고, 일정 정도의 성과를 거둔 것은 간과할 수 없는 사실이다. 그러나 자습만으로 습득할 수 있는 의학지식이 다른 교육방식으로 획득할 수 있는 지식과 비교하여 그 양과 질의 면에서 유사하다고 보기는 어려운 현실임이다. 이는 북한은 보건의료 인력의 질보다는 양적 증대 즉 대량배출에 훨씬 더 많은 비중을 두었음의 시사이다.

단기교육: 특설학부

북한은 의학대학들에 특설학부를 설치하여 중등보건일군들을 상급보건일군으로 양성하는 한편, 의학부문에서도 통신 및 야간교육체계를 설치하도록 하였다. 특설학부는 3년의 기간 내에 의(약)학대학의 전 과정을 소화해내는 보다 압축된 교육과정이다. 이는 의학교육초기부터 시행한 교육 형태로써 현직보건일군의 승급을 목적으로 하고 있으며, 동시에 부족한 상등보건일군의 충원을 위해 입안된 정책이라고 볼 수 있다.

교육기간의 단축(3년)은 다소 모험이라 할 수 있으나 보건의료와 관련한 경험과 지식이 어느 정도 축적되어 있는 중등 보건일군들만이 참여할 수 있는 교육이라는 점에서는 시간단축에 따른 이점(利點)이 존재한다. 이들은 교도훈련과 건설동원 등과 같은 동원은 없으나 봄, 가을 약초동원에는 동원되었다. 아래에 재북시 유경험자의 증언을 첨부한다.

> 1957년도에 의학전문학교를 졸업하고 평남도 중앙병원 구강과에서 준의로 근무하다가 특설학부생을 모집한다기에 평양의학대학 구강학부 특설학부에 입학하여 63년도에 졸업하고 다시 재 복귀하여 해당 병원에서 근무하게 되었지요. (S1 증언)

보건의료 분야의 북한의 공식기관지인 『인민보건』을 보면 평양의학대학 특설학부 제 1회 졸업식이 기관지 소식란에 소개되어 있다. 특설학부는 1955년 2년 과정으로 시작되었으나, 1960년부터는 3년 과정으로 확대된 것으로 추정된다.

> 저는 청진의대 특설학부 3년을 졸업하고, 주로 속성교육이라지만 일절 작업동원과 훈련 등을 배제한 순수교육만 받았으므로 주간교육생들 못지 않은 교육 수혜를 받았다고 자부하였죠. 졸업 후 병원의사로 배치되었다가 곧 군 보건과장으로 임용되어 다년간 근무하였지요. (H5 증언)[25]

특설학부는 주로 제대군인 당원들에게 열려있는 제도로, 구역이나 군(郡)에서 보건과장이나 병원장, 진료소장 등의 지도인력 양성에 많이 활용되었음을 알 수 있다. 북한에서 이처럼 의사인력을 상대적으로 많이 배출한 것은 이들을 국가 통제 하에서 교육하고, 의사를 활용하는 데 있어서도

---

25) 증언자 H5는 1970년 청진의학대학 임상학부(특설)을 졸업하고 함북도 ○○군 보건과장 근무 경력을 가지고 있다.

다른 인력보다 저비용으로 많은 보수를 지급하지 않고서도(의사월급은 남한처럼 고월급 아님, 노동자월급과 유사) 임용과 충원이 가능하고 이에 의한 운영관리가 용이하였기 때문이다. 궁극적으로 북한은 무상치료제 실현을 위해 지방에까지 의료서비스를 전달의도를 실현할 수 있는 수적우세의 보건일군이 절실하였던 것으로 정성(情性)보다 정량(精良)적 접근에 무게중심을 두었음이다.

이와 같이 북한은 대학교육에서 주거단위의 전문교육을 위주로 하는 주간학부를 중심으로 다양한 교육형식을 배합하여 의료인력의 대량배출을 출구전략으로 내세우고 보건일군 양성의 기본대열 확장에 지속적인 노력과 관심을 기울임으로써 보건의료서비스 전달의 행위자인 인적자원 확보를 교육노선으로 내세우고 관철하고자 하였다.

국가졸업시험과 자격부여(면허취득) 임·채용

북한의 의(약)학대학의 졸업은 글자그대로 국가졸업시험을 통과해야만 가능할 수 있는 남한의 시스템과는 일맥상통하다. 국가졸업시험은 모든 교육기관들에서 필수이듯이 북한의 의료부문의 교육기관들인 의(약)학대학들에서 보편적으로 진행되는 학습총화와 평가의 최종단계이고 방법인셈이다.

이러한 졸업시험은 대학생 매 개인들이 졸업시험 자격요건을 부합시키는 동시에 국가적인 교육요강의 교육과 훈육 등의 교육강령조건들을 만족시키는 자만이 졸업시험 응시자격을 가지며 국가졸업시험을 통과(pass)한 자만이 대학졸업증과 의(약)사 자격이 부여된다. 북한도 학업총화의 평가방법은 시험(학기말, 학년말, 졸업 등)의 방법으로 진행한다.

평가방법(학기말시험-기말고사)

북한의 의(약)학대학의 학력평가는 남한과 비슷한 방법으로 학기말시험(기말고사)과 학년말시험, 졸업시험이 있다. 단, 중간고사는 필요에 따라 생략되기도 하는데 과목 담임교원에 따라 각이하다. 일반적으로 중간고사를 생략하는 대신 학기말시험(기말고사)이 매우 철저하다.

학기말시험은 학기마감에 의해 학기 중의 교과목 내용과 교수요강과 출석율을 충족시켜야 한다. 남한에서의 선택과목에 상응하는 과목들이다. 일부 과목 담임교원들은 간단한 쪽지시험과 매 수업시간 전에 개인별 테스타 형식의 총화평가시험 종합의 '성적기록표'에 의거하여 성적을 제출하는 경우도 있다.

시험형식과 진행에서 남한과 조금 다른 것은 필기시험과 구답(구술)시험방법이다. 소련의 의학대학 시험방식을 살펴보아도 주로 구술시험이 기본이고, 기말고사 개념밖에 없다. (Большая медицинская энциклопедия. Москва, 〈Советская энциклопедия〉, 1968-1980). 학년말시험은 두 학기에 진행된 전공과목에 한해 시행되는데 필답, 구답(구술)시험 두 가지 방법을 모두 적용한다. 필답시험은 종전의 기말시험과 같은 방식으로 진행한다. 학기말시험 과목들은 성적표상 합/불표기도 간혹 있으나 학년말시험은 주로 전공필수과목에 해당하므로 성적표상에 모두 기재돼 중요도가 높다. 때문에 구술시험이 동반된다. 이러한 필답, 구술시험을 종합하여 성적표에 반영된다. 성적반영은 주로 남한의 전공필수과목이 여기에 해당한다.

국가졸업시험

북한에서 의(약)학대학 졸업시험은 '국가졸업시험'이라고 하며 이는 남한의 국가고시에 해당한다. 국가졸업시험은 5명 이상의 위원으로 '국가 졸업시험 위원회'가 구성되는데, 대학장이 졸업시험위원회 위원장이다. 이하 학부장을 비롯하여 학부 내에서 해당 강좌와 학부의 급수 높은 교원들로 시험위원이 구성된다. 주로 학생의 국가졸업시험 응시자격은 임상학부 전 과목 50개 학과목의 학기말과 학년말시험들을 통과하고, 임상실습과 군사훈련

의(약)학대학의 졸업시험과목과 시험유형

대학 학부별	과목	방법	인접과목
의학 대학 (임상 학부) 의학 대학	로작	필답 구답	김일성로작, 김정일로작, 당정책 등 정치과목
	외국어	필답 구답	외국어 번역 200페이지 이상
	내과학	필답 구답	기초인접과목들 포함 이미 졸업과목들 정통
	외과학	필답 구답	기초인접과목들 포함 이미 졸업과목들 정통
양약 학부 (고려)	로작	필답 구답	김일성로작, 김정일로작, 당정책 등 정치과목
	외국어	필답 구답	외국어 독해 200페이지 이상
	약화학 (고려)	필답 구답	기초인접과목들 포함 이미 졸업과목들 정통
	약제학 (고려)	필답 구답	기초인접과목들 포함 이미 졸업과목들 정통

등 국가졸업시험기준을 만족시킨 학생들에게만 시험자격이 부여된다.

졸업시험과목은 의학대학과 약학대학이 모두 4과목(의학대학은 김부자노작, 외국어, 내과학, 외과학, 약학대학은 김부자노작, 외국어, 약화학, 약제학)이다. 김일성노작과 김일성, 김정일노작 두 과목을 모두 취급하며, 노작 강좌와 관련한 시험위원들이 파견되고 필답과 구술시험 방식이 모두 적용된다. 전공과목 역시 구술시험이 만만치 않아 필답시험 성적이 아무리 높아도 구술시험에서 원만한 점수를 획득하지 못할 경우 탈락하게 된다. 아래 표에 부록의 의학대학 졸업증을 통해 살펴본 학부별 졸업시험 과목을 제시하였다.

구술시험이 주로 학력평가의 주요인바 보통 학급마다 3~4명의 탈락자가 발생하는데 탈락자는 유급이 되기도 한다. '국가졸업시험위원회' 위원들의 종합심의를 거쳐 졸업학점을 평가하며 여기서 당락이 결정된다. 졸업증을 통하여 교육형태(주간, 통신, 특설)를 알 수 있는데, 교육형태에 따라 주요 의료행위의 대상여부가 달라진다.

주간학부 졸업생은 다른 교육방식의 졸업자에 비해 비교적 안정된 실력을 인정받으며, 치료예방기관의 임용에 구애없이 도(직할시)병원이나 시 병원 같은 규모가 큰 단위에서도 임용이 가능한 선호 인력이다. 또한 졸업증은 자격 증명도 될 수 있다. 졸업증이 자격증을 대신하는 것은 북한의 의(약)대학교육의 특징이다.

자격부여(면허취득)

북한에서의 자격증 취득은 대학 졸업증이 의(약)사자격증의 의미를 가지므로 별도로 자격증의 의미가 부가되지는 않는다. 의사들이 국가에서 자격증을 받아야 하고 국가는 그것을 입증해야 하는 의사자격 제도는 이미 18세기에 도입·정착된 제도이다.

미셸푸코(Michel Foucaul)는 의사들이 환자를 가정에서 개별적으로 돌보고 가족단위에 보조금을 지급되던 18세기 의학은 의료행위가 집단적으로 통제되는 구조로 바뀜에 따라 의료행위자 자신이 발붙일 곳을 새롭게 찾아야만 한 것이라고 언급한다.

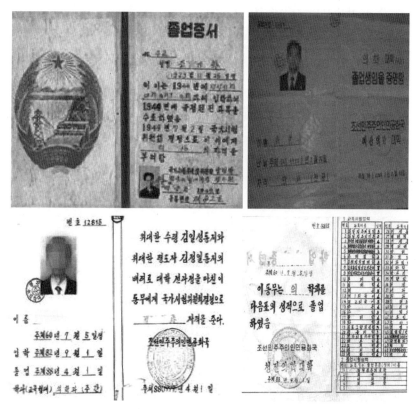

북한의 의학대학 졸업증과 성적증 유형(1949, 1999, 2005)

위의 북한 졸업증과 자격증유형에서 볼 수 있듯이, 졸업증에 학제형태를 밝힌다. 주간교육인 경우 '주간', 통신인 경우 '통신'과 같은 방식으로 기재하므로, 어떤 형태의 의(약)학대학 교육을 이수하였는가를 알 수 있다. 졸업증에서 특이한 것은 국가개입의 졸업증이다.

1990년대까지의 졸업증에 군이 '위대한 수령 김일성동지와 위대한 령도자 김정일동지의 배려로 의학대학 전 과정을 마친 이 동무에게 국가졸업시험위원회결정으로 (의사)자격을 인정함. 의 표현으로 해설된다. 또한 졸업증으로 의(약)학 업무의 다양한 자격까지 알 수 있으므로 보건일군은 전공분야에 따라 상이한 자격이 주어진다. 예를 들면, 의(약)학대학 졸업자는 의(약)사이다.

각 대학 학부별 자격 종류(상등보건일군)

대학별	부류	학부별	자 격
의학대학 의학부	의사	임상의학부	임상의사
		고려의학부	고려의사
		구강학부	구강의사
		위생학부	위생의사
의학대학 약학부	약제사	약제학부(양)	약제사
		제약학부(고려)	고려약제사

위 표에서와 같이, 의학대학을 졸업하여도 어느 학과를 전공하였는가에 따라 자격이 달리 주어지며, 그 자격에 따라 각 치료예방기관의 임용의 부서도 결정되는바이다. 구체적으로 임상의사는 내과, 외과, 소아산부인과 등에서의 임상진료가 가능하다. 그러나 고려의사와 구강의사(치과)는 전공 영역

을 벗어날 수 없다. 마찬가지로 위생의사는 위생방역소에서만 근무하며 병원 근무에서는 제한된다. 약학대학은 10개 의학대학에서 주로 약학부 형태로 존재하며, 약학부에는 2개과-고려약학과와 약제학과-가 있다.

졸업생은 약제사(양)와 고려(한)약제사 중 하나의 자격을 갖게 되며, 이 자격에 따라 병원 단위에서 배치될 때에도 신약과와 고려약과로 나뉘게 된다. J2, B2, L2 등의 증언을 바탕으로 표에서 자격에 따르는 현장업무들을 제시하였다.

자격에 따르는 현장업무

구분	자 격	현 장 업 무
1	양약제사	일반병원 약국 주사제제실, 약품검정실, 합성실, 조제실 등 약국 전반
2	고려약제사	일반병원 약국 고려약 조·제제실, 제약공장 현장기사 고려약 부분 등
3	합성공학기사	화학약품공장 현장기사, 약품검정소 검정실, 제약공장 합성실 등
4	의료기구공학기사	의료용구 공장 현장기사 등
5	생물약품공학기사	생물약품 제약공장 현장기사
6	제약공학기사	제약공장 현장기사

졸업생들은 각기 직능이 다르다. 약제학과와 고려제약학과 졸업생은 병원단위의 임용과 충원에 무리가 없다. 이들은 병원의 제제실(製劑室)과 합성실(合成室), 검정실(檢正室) 등에서 근무하고, 병원규모에 따라 신약조제

실에서 근무하며, 고려약제사는 주로 시, 군(구역)단위 제약공장에 배치되며, 병원으로 발령이 날 경우 고려약 조제실 또는 제제실에 충원된다. 한편 함흥약학대학에는 6개과로 약제학부와 제약학부 외에 의료공학부가 있다. 약제학과 졸업생은 '신(양)약제사' 자격증을, 제약학부 졸업생은 '고려약제사' 자격증을, 제약공학과 졸업생은 '합성공학기사', '항생소공학기사' 자격증을, 의료기구학과 졸업생은 '의료공학기사' 등의 졸업증을 졸업 시 취득한다.

'합성기사'나 '의료공학기사' 자격은 병원근무보다 원칙상 제약공장이나 화학공장 또는 의료기구 공장에 임용된다. 이와 같이 약학대학에는 남한보다 다양한 학과가 있어, 그에 따라 다양한 자격이 주어지므로 현장에서

전문학교의 자격 종류(중등보건일군)

학교별	학과별	자격별
고등의학 전문학교 (4년)	의학과	준의사
	구강학과	구강 준의사
	고려학과	고려 준의사
	약학과	준 약제사
의학 전문학교 (3년)	의학과	준의
	구강학과	구강준의
	고려학과	고려준의
	약학과	조제사
전문학교 양성과 (2년)	간호학과	간호원
	조산과	조산원
	보철과	보철사
	안마과	안마사
	물리치료과	물리치료사
	렌트겐과	렌트겐 기수

의 업무현황도 많이 다르다. 다음으로 전문학교졸업의 중등보건일군 역시 자격이 다양하게 부여되며, 그 준수 또한 엄격하여 의사의 직능과도 철저히 구별된다.

준의와 준의사제도를 살펴보면, 3년제 전문학교 졸업생은 '임상준의', 4년 제 졸업생일 때는 '임상 준의사' 자격이 부여된다. 약학과학생은 4년제를 졸업할 경우 '준 약제사', 3년제 졸업생은 '조제사' 자격이 주어진다. 아래의 표에 J1의 증언을 바탕으로 중등보건일군의 교육기간에 따르는 자격 종류들을 살펴보았다.

의학전문학교의 전문과정과 양성과정의 상이한 자격들을 통해 각기 근무분야가 다르며 직능도 달라진다. 예를 들면, 준의(양)는 고려과를 대행할 수 있어도, 고려준의는 준(양)의를 대행할 수 없다. 또한 구강 준의 역시 임상준의 직무를 대행할 수 없다. 교육기간 1년 차이로 인하여 준의사와 준의가 구별되기도 한다. 일반병원에서 준의사는 의사업무를 수행하는 경우가 많지만, 규모가 큰 병원(3, 4차 의료기관)에서는 준의, 준의사는 일반적으로 간호업무를 수행한다.

간호원은 각 과에서 간호업무를 수행할 수 있으나, 조산원 업무는 다소 제한되는 반면 조산원의 간호업무는 허용된다. 보철사와 안마사 역시 철저히 자기 업무가 구별되어 서로 대체될 수 없다. 이와 같이 상등보건일군과 중등보건일군은 교육기관에 따라 교육학과와 교육연한에 의해 엄밀히 구분되며, 분야별의 업무 영역은 확연히 구분된다.

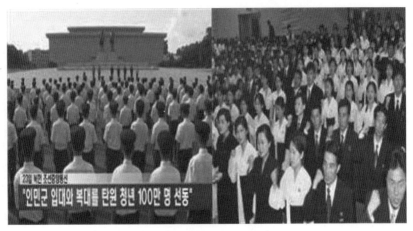

북한대학생 졸업 궐기모임

국가개입의 임용과 충원

의(약)학대학과 전문학교를 통한 의학교육 이수자들의 임용과 충원은 개인의 선택과 자율성과는 거리가 멀고 국가 개입에 의해 국가가 충원하고 임용하는 시스템이다. "인민보건위원회(도, 군, 리)와 보건국(도, 군)과 전염병예방과에서 기술적, 행정적인 자문을 받고 있다"는 자료도 있으나, 이 자료는 어디까지나 북한에 대한 한국인들의 주객관적인 자료일 뿐이다.

"함흥의학대학 제6회 졸업식 진행"『인민보건』자료가 이를 잘 입증해준다.

의학부에서 213명과 약학부에서 35명의 의사, 약제사들을 졸업시키면서 김배준 평양의학대학 학장의 보고가 있었다.…졸업생들은 조선로동당 중앙위원회 1958. 8 전원회의 결정과 금년 5.4당중앙위원회 결정 정신에 철저히 입각하여 …

본 대학이 1946년도에 창설된 이래 오늘까지 12주년을 맞으며 오늘까지 500여명의 졸업생들을 배출하였으며 또다시 5년간의 학업을 마친 78명의 여성을 포함한 225명을 각급 보건기관에 진출시킨다고 하면서 국가시험에서 최우등을 한 한광희, 최동찬, 리희, 김하익 등 16명을 비롯하여 40% 이상이 최우등, 우등의 성적으로 졸업하게 된다.

증언에 의하면, 1980년대에는 청진의학대학 졸업생들이 집단적으로 무산광산에 집단진출(무리배치)한 경우도 있었으며(K7) 1990년대 초 함흥의학대학에서는 집단적으로 검덕광산에 임용된 사례, 전국적으로 그 모범을 확산하라고 독려(J2)하였다. 졸업배치는 사회현장 배치와 3대혁명소조로 파견되기도 하고, 그 외 현직에서 대학에 입학하였거나 군대에서 대학에 입학한 경우도 국가에 의하여 임용지로 나간다. 북한대학생 졸업 궐기모임에서 북한 대학생 졸업을 구글 이미지 검색을 통하여 살펴보았다.

국가개입의 졸업에서 현정세의 요구에 부응하여 인민군 탄원입대도 선동하고 또한 현행 탄광, 광산의 인력수급이 필요할 시 선전과 선동사업을 통하여 자진입대를 요하지만 실제에 있어서는 강요에 가깝기도 하다는 전언이 있다. K7[26]은 졸업 시 청진의대에서 무산광산 탄원사업이 진행되었으며 몇년 후 함흥의대 후배들의 검덕광산으로 집단배치 소식을 듣게 되었다고 증언하였다. 이는 북한의 졸업배치도 확실하게 국가개입의 임용과 충원이 전면화되고 있음의 반증이다. 한 해 평균 5,000명 가량의 졸업생들이 배출되었음을 알 수 있다.

---

26) 증언자 K7은 청진의학대학을 졸업하고 함경북도 ○○탄광 병원의사로 복무하였다.

각 대학별 연도별 졸업생 수(추산)

대학별	졸업연도별	임상학부	구강학부	고려학부	위생학부	특설학부	통신학부	(추정)계
평양의학대학	1960	30(명)(학급)	—	30	25			295
	1963	—	30	30		90		90
	1980	30	30	30	26			236
	1990	28	30	35	25			351
	1993	20呀	20	20	20			400
	2008	30吋	20	20	20			700
함흥(정성)대학	1996	30吆	30	25	25			400
청진(경성)대학	1984	35	30	30	26	221		
	1987	30	30	30	25			355
	1999	28	28	28	25			330
	2002	25	25	25	25			300
	2003	25	25	25	25	(외과) 25	350	300
신의주의학대학 (특설)	2000	30	30	30	25		325	
혜산의학대학	2002	25	25	25	25			275
	1996	37	35	35	25	211		206
	2005	30	25	25				200
	2004	30	25	25				200

각 의학대학의 한해에 보통 한개 대학에서 200~300명 정도의 의사들이 배출되었음을 알 수 있다. 졸업배치는 주로 대학 당위원회와 간부부에서 정무원이나 중앙기관으로 배치하는데 당성과 배경, 성분 등이 고려된다. 간부부 배치인 경우, 보건의료 부문이 아닌 정부기관에 배치되는 경우–민족간부 배치–도 있다.

임용에서 가장 선호되는 분야는 보위부, 보안성병원과 같은 군부관련 보건의료부문이다. 그러나 이러한 선호되는 분야에의 임용은 권력을 행사할 수 있는 백그라운드 파워가 있을 때에만 가능하다. 나머지는 대부분 본 거주지의 시(구역), 군 당위원회 간부부로 파견장이 전달된다. 이렇게 졸업한 의·약사들은 북한의 '무상치료제' 실시를 위한 의료서비스 제공에 크게 기여하였음이다. 그러나 여기에 통신, 특설학부 등의 시스템들을 고려한다면, 한 해에 5,000명 이상의 보건일군이 배출되어 의료서비스 제공에 복무하였음을 의미한다.

의사인력 양성과 관련하여 또 하나 주목할 부분은 군의관이다. 국가개입의 임용배치는 대학졸업생은 군 당위원회 간부부가 전담하며, 전문학교와 보건간부 양성소 졸업생은 군 행정위원회 보건과가 임용을 전담한다. 또한 임용에서 의학대학 졸업생들 중 위생학부 졸업생의 배치지는 대체로 정해져 있다. 보건성, 중앙위생방역소, 국가 수의(獸醫)비상방역위원회, 지역단위 위생 방역소(도, 시, 군 위생방역소), 철도위생 방역소, 세관 등에 위생검열원으로 임용된다. 이들이 방역소 단위에서 하는 일은 예방접종 사업, 기생충 감염방지, 유해물 소독, 환경수질 오염방지, 전염성 질환의 진단과 정기검진(식품, 급양업체 채용직원 신체검사 등), 직업성 질환 및 위생교육과

의사 천명 당 의사 수

No	인구 천명당 의사수	OECD평균(명)
1	북한	3.3명(2003)
2	호주	3.0(2009)
3	뉴질랜드	2.6(2010)
4	남한	2.0(2011)
5	일본	2.2(2010)
6	아시아 평균	1.3

출처 : OECD/WHO보고서(2012)

훈련, 검열 등이다. 이와 같이 북한의 졸업과 자격제도를 살펴보면 비록 남한과 같은 국가고시 제도는 없으나 국가 졸업시험이 엄격하므로 졸업증이 자격증을 대신하는 방식임을 알 수 있다. 국가개입의 임용과 배치는 보건성 내에 '인사과' 또는 '인적 자원부'가 존재하지 않아 과학기술국에서 중앙 관리한다는 자료도 있으나 이는 어디까지나 북한실정에 대한 거리감이 있는 객관적인 자료일 뿐이다.

의사 천 명당 의사 수에서 보는 바와 같이 북한의 의사 수는 2003년 자료에 의하면 현재에 아시아 평균수를 훨씬 상회하는 숫자이다. 이러한 북한의 보건일군은 약 30만명으로 추정된다는 자료가 있다. OECD/WHO보고서(2012)에 따르면 북한의 의사 수는 인구 1,000명당 3.3(2003년)명으로 OECD 평균 3.1명보다 높으며 아시아 22개국의 평균 1.3명보다 높은 수준 표이다. 북한은 바로 이러한 대대적인 의료 인력의 양적, 질적 성장정책에 의해 인구 만 명당 보건일군 수도 선진국을 웃도는 수준에 도달하였다. 이와 같은 북한의 의(약)사현황은 인력양성에서 질적고양보다 양적우세 지향의 대량배출을 주선하였음이다. 이는 주간교육의 한 가지 교육형식으로만 교육되기보다 여러 교육형식을 통하여 배출되었음이다. 지극히 속성교육이라 할 수도 있겠지만 남한의 한때 다년간 유행하던 외국(필리핀 등)의 의(약)대 졸업증인정에 의한 국가고시자격 부여와도 유사한 맥락으로 해석하고 납득하고 싶다.

의(약)사의 재교육과 급수시험

북한의 의사(의·약학대학 졸업생)들이 남한의사들과 구별되는 것은 정규교육기관 수학후의 사후관리 시스템이다. 이들은 대학졸업 5년이 되면 사후관리시스템에 영입된다. 이는 초기 1980년대 초에 도입되어 현재도 진행 중인 시스템이다. 이에 물론 남한의사들은 전문의과정, 인턴, 레지던트 등 다단한 과정을 거쳐 박사학위까지에 이르는 경우의 능동적인 개인차는 있지만 북한에서는 이 모든 과정들이 국가개입에 의하여 지속적으로 강요되며 이는 사후관리시스템으로 통제되고 관리된다는 것이다.

의(약)사 재교육대학

북한은 1980년대 중반 들어 전국의 보건일군들에게 재교육 시스템을 적용하였는데, 의학대학 졸업연한이 오래된 보건일군(1960년대 교육자)부터 시작하였는 바 이를 점차로 확산하여 5년 이상자들에게까지 의무화하였다. 재교육 초기에 상급(3급이상)보건일군들은 평양의사재교육대학에서, 4급부터 그 이하 급수생들은 관할 도(道)의 재교육대학에서 의무적으로 재교육을 받도록 하는 시스템을 도입하였다.

북한은 인민보건사업의 개선과 강화를 강조하였는 바 이는 보건인력의 자질향상의 활성화를 위한 재교육의 절박성으로 승화시켰다. 재교육(on-the-job training)은 현대적인 의학 지식과 기술을 지속적으로 습득함으로써 자질을 유지 또는 제고하기 위한 방법이다.

북한에서 재교육대학이 운영된 이유는 기존의 보건일군들에 대한 보수교육보다 현대적인 외국이 과학기술지식의 도입과 공유의 필요성을 인지하였기 때문에 재교육에 대한 높은 국가적 관심을 『조선중앙연감』, 『인민보건사업경험』에도 재교육을 강조하고 있다. 의사들에 대한 재교육은 초기에는 평양의학대학 교원들이 초청강의 형식으로 교육을 진행하였다. K1은 평양의사재교육대학은 실제로 행정 형식상으로만 존재하였고, 교육은 평양의학대학에서 운영하는 관련 강좌를 통해 이루어졌다고 증언한다.

> 북한에서 의학부문에서의 재교육은 1980년대 중반부터 활성화 되었는데, 의학대학 정규교육 이수 5년 이상 된 상급보건일군들에 대한 무조건적인 재교육을 강요하였어요. 재교육대학은 처음 평양에서 상급보건일군들만을 대상으로 시작하였으며 그 이듬해부터 각 도에 평양의사재교육대학 분교가 신설·운영되었어요.
>
> · · ·
>
> 3급 이상 의사들은 평양의사 재교육대학에서, 4급부터는 각 도들에 있는 재교육대학들에 교육받게 한 바 기간은 3개월, 6개월기간으로 시작하여… 원래 의사재교육대학에서 3개월 코스로 입학통지서가 와서 교육받다가 도저히 3개월로는 안 된다고 다시 6개월로 연장하여 진행하였어요. (C1 증언자)[27]

---

27) 증언자 C1은 1980년 평양의학대학 임상학부(주간)를 졸업하고 함북도 청진시 병원 의사근무 중 탈북, 서울대 의대 박사과정 수료. 현재 의사면허 취득하고 한국의 ○○병원 원장 근무 중이다.

북한에서 재교육시스템의 개시는 김일성의 "민족간부양성사업을 더욱 개선 강화할 데 대하여"에서 100만 인텔리 대군을 재교육하여 현대과학기술을 소유할 데 대한 교시가 기점이라 할 수 있다. 재교육제도 도입 초기에는 3개월의 기간으로 운영되었으나, 이후 6개월로 확대되었다. WHO의 보고자료(2008-2010)가 이를 입증하여 준다.

여러 국제기구들이 북한 의료인들의 기량을 향상시키기 위해 각종 국제프로그램을 지원하고 있다. WHO는 매 2년마다 135명씩 국제단체에서 2주에서 2년간 교육시킬 계획을 세우고 있다.… 국가 재교육센터는 평양의대 안에 위치해 있지만 대학이 아닌 보건성의 지휘를 받는다.

도립병원과 국립병원의 전문의들은 재교육 프로그램의 주요강사진이다. 재교육과정이 끝나면 시험을 보고 우수한 의사들은 그 분야의 전문가로 지정된다. 재교육대학을 만들 당시의 명칭은 '전문의사제'였으나 1979년에 '재교육반'으로 변경되었다.

1980년 중엽에 현직의사들이 자질을 향상시킨다는 명목 하에 평양에 의사재교육대학을 창립하였다. 이 대학의 전신은 평양의학대학의 재교육학부를 이전시킨 것이며 '보건성 대학지도국'에서 관리하였고 지금은 다시 재교육학부로 바뀌었다. 모집대상은 의학대학을 졸업하고 병원에서 5년 이상 근무한 자이다. 당과 정부의 두터운 배려에 의하여 지난 2월부터 중앙과 각 도들에서 상설체계에 의한 보건일군 재교육사업이 일제히 시작되었다.

평양의학대학에 설치된 재교육학부에서는 의사, 위생의사, 약제사 등 현직 상급보건일군들에게 3개월 과정의 교수 사업을 진행하고 있으며 각 의학전문학교 또는 도 중앙병원에 부설된 중등보건일군 재교육 반에서는 준의,

위생준의, 조제사 및 기타 중등보건일군들을 받아 들여 3개월 과정 안에 의한 교수 사업을 진행한다.

함경북도 의사재교육대학은 1980년대 말경에 청진 보건간부학교 건물에서 처음 시작되었죠. 위치는 청진시 포항구역 남양동이구요, 처음 대학은 도안의 의학대학을 졸업한 현직 의료 인력들에 대한 재교육을 진행하다가 1990년대 들어서는 의학대학 특설교육시스템으로 전환되었어요.

. . .

40여명의 교원들이 결국에는 의학대학의 커리큘럼을 가지고 학생들의 특설교육, 통신교육을 담당하죠. 매 강좌들에 5명 정도의 교원들이 학생들에 대한 의대과정의 교육을 담당, 대학행정을 보면 대학장 아래 교무부 지도원이 초급당비서 겸직? 외과강좌, 내과강좌, 외국어강좌, 구강강좌, 약학강좌, 사회강좌로 구성되었고 매 강좌에 각 과목담임교원 5명 이상이 근무하고 경리과에 10명 정도가 근무해요.

. . .

통신학부생들도 재교육대학에서 교육받기도 하는데, 단 이곳에서 교육받는 특설학부생들은 준의 이상의 중등보건일군으로서 3년간의 커리큘럼을 소화해 내야 해요. 대학의 학생들은 대략 500~600명 정도인데 공교실에서는 훗날 보건간부학교 시스템도 함께 하여 간호원과, 조산원과, 보철사, 안마사 등의 학과들인 양성학과 교육을 진행하죠. (H1 증언)[28]

함경북도 청진의사재교육대학의 구성과 교육 형태를 살펴보면 다음 표

---

28) 증언자 H은 김일성종합대학 철학부(주간)을 졸업하고 함북도 해운대학과 청진의학대학, 의사재교육대학에서 철학교원으로 근무했으며, 현재 OO연구원에 근무 중이다.

와 같다.

재교육 대학의 강좌

년도	재교육 대학 강좌(함경북도)	비고
1989년	내과강좌	
	외과강좌	
	구강강좌	
	사회강좌	
	약학강좌	

　　1980년대 중반부터는 이러한 의(약)사 재교육제도에 의하여 각 치료예방기관에서 근무하는 현직 상급보건일군들을 대상으로 재교육이 실시된 결과 2~3년 내에 대부분의 모든 상급보건일군들이 재교육을 수강하였다. 이러한 재교육을 통해서 해결해야 할 사항으로 대한민국 정부의 주요 권장사항들을 내세웠는데, 아래와 같은 WHO의 언급이 이를 뒷받침하고 있다.

　　남한의 재교육권장사항의 요구를 부응할 수 없을 정도로 열악한 것이 바로 북한 보건의료교육실정이다. 재교육에 대한 남한의 객관적 개념을 보면, 일명 전문가 교육으로도 표현한다. 전문가 훈련은 임상학자들의 참여, 그리고 도(道) 단위와 전국 단위의 센터들에 제공되게 될 공식적인 재훈련 프로그램을 통해 이루어지기도 한다.… 북한에서 발행된 자료를 포함하여 관련 저널, 문서 보고서 등 검색할 수 있는 자료들이 유입되면 기존의 낡고 오래된 문서들에 의존하는 지금의 경향을 해결 할 수 있을 것이다. 국립병원이나 도 단위 병원들의 기술 담당자들의 조언에 따르면, 우선순위 활동을 파악할 수 있고 또한 WHO도 전자도서관에 들어 갈 자료를 공급해 줄 수 있을 것이다.

1990년에 청진의사재교육대학에서 교육을 이수한 C1의 증언에 따르면 병리해부학, 병태생리학 등 과목들과 군진의학과목이 새로 첨부되었다고 하였다. 군진의학은 북한이 1990년대부터 심혈을 기울여서 운영하는 과목이기도 하다. 재교육 경험을 최초에 한 K1의 증언을 소개한다.

재교육대학에서 수강하는 교과목들로는 전공에 따라 다른데 나는 내과전공이었으므로 순환기내과, 소화기내과, 호흡기내과와 그 시기에 새로 생긴 과목인 알레르기과가 있었고, 강의는 의학대학의 교수, 박사들이 수준 높은 강의를 대학병원 환자들을 대상으로 실습위주로 진행했죠. 다음 기능 진단과와 광천물리학(렌트겐, 심전도 등)이 있었고 고려학과목에 비중을 많이 두었으며 최근 세계적인 과학기술 현대 추세들에 대한 강의와 동반하여 의학대학병원에서 실습수업을 위주로 하였어요. 다음 외국어 1, 2 전공에 따라 강의 받았어요. (K1 증언)

한편, 중등 보건일군과 간호원에 대한 재교육사업은 "고등의학전문학교와 각 도에 설치된 재교육대학 분교들에서, 보육원들에 대한 재교육은 보육원 양성소들에서 진행하고 있다"고 『인민보건사업경험』(1986)에서 밝히고 있으나 실제로는 그 진행여부는 파악되지는 않았다. 왜냐하면 중등보건일군이나 보건일군에 대한 재교육 시스템은 문헌상에만 있지 실제로 진행상황에 대한 확인이 어려운 현실이다. 다만 보육원들의 재교육은 다소 진행된 것으로 추정된다.

급수시험제도

북한의 보건의료 인력관리에서 남한과의 차이가 뚜렷하게 나타나는 항목은 보건일군들의 사후관리 명목의 급수시험제도인 바 정기적인 급수시험을 통하여 보건의료 인력의 자질향상과 기술제고를 강조한다. 이와 같은 사후관리의 급수시험 응시자격은 의학대학을 졸업한 자, 즉 의사(임상의사, 고려의사, 구강의사, 위생의사), 약제사(양약제사, 고려약제사, 합성기사, 의료기구 공학기사 총괄)와 의학대학 교원, 연구사들인 상등보건일군들에게만 해당된다.

> 의(약제)사의 급수는 6급→5급→4급까지는 비교적 원활하나 3급부터는 무척 까다로워요. 우선 3급이 되려면 의학잡지를 통한 소논문 기고가 있어야 하며, 그에 상응한 연구업적이 뒷받침되어야 하죠. 또한 매 급수별로 시험문제 난이도가 더 높아지기 때문에 3급부터는 자질과 능력을 높이 요하는 문제들을 충족시켜야 해요. 3급의(약제)사는 구역, 군(郡)급의 병원에 10명 미만이 존재하죠. 리, 지구병원들에 전무한 것은 당연한거죠. (K1 증언)

의학대학을 갓 졸업한 의사의 급수는 6급이다. 이 6급수의 의사는 매 3년마다 급수시험에 응할 수 있으며, 시험결과에 따라 한 등급 상승하거나 현 등급을 유지한다. 4급까지는 시험 성적만으로 승급이 가능하지만, 3급부터는 의학과학기술의 학위논문 제출과 같은 실적이 뒷받침 되어야 하고, 그에 상응한 치료예방업적이 따라야 한다. C1의 증언을 바탕으로 다음 표에 보건일군들의 급수시험을 제시하였다.

보건일군의 급수시험

자격별	대학 졸업 후 6급 (3년)	5급 (3년)	4급 (3년)	3급 (3년)	2급 (3년)	1급 (3년)
의학대학교원, 연구사						1급
					2급	
				3급		
			4급			
		5급				
의사, 약제사						
				3급		
			4급			
		5급				
	6급					

　3급 이상의 보건일군들은 도 단위의 대학병원에 대부분 배치된다. 급수시험은 매년 분기마다 의학대학에서 진행한다. 상급인 3급시험 부터는 도급의 의학대학에서 진행하지만, 5급, 4급 시험의 경우에는 대학교원이 현지에 파견되어 진행하는 형식으로 진행한다.

　중등보건일군과 간호원 등의 보건일군 전체에 대한 급수시험제도가 2000년대 중반 들어 새로 도입되었다는 최근에 탈북한 의료인의 전언도 있는 바 기간은 타 보건일군들과 동등하게 3년 간격이고, 급수는 1급부터 5급까지이다. 실제적으로 간호원 1급은 신입의사보다 우수한 수기실력의 소유자이기도 하다. 다음 2급부터는 준박사, 박사급의 학위를 갖추어야 한다. 대체로 대학교수들이 2급 내지는 1급 의사에 이른다. 의학대학 교원 연구자들의 급수와 의사급수제도에는 약간의 차이가 있다. 의사급수는 6단계로 나뉘어있고, 의학대학교원과 연구사의 급수는 5단계로 되어 있다.

의학대학교원이 응시하는 시험의 명칭은 '교원급수시험'이며, 의학분야의 연구사가 응시하는 시험의 명칭은 '연구사 급수시험'이다. 임상부문 교원의 경우 1년에 500시간(강의 및 실습지도)이고, 대학의 연구사는 1년에 200시간(강의 및 실습지도)이며, 학부의 행정교원(학부장, 부학부장)은 1년에 200시간(강의 및 실습지도)이다.

> 3급 이상부터 자질향상을 위한 근거자료로 해당분야의 학회 출현건수, 소논문 등을 대학심의에서 인정받은 건수, 원서번역 등의 업적이 있어야 응시자격이 주어진다. 또한 환자진료 및 치료 교육 및 연구업적이 뒷받침되어야 하죠. (C1 증언)[29]

의학대학병원 의사급수는 1급에서 6급 의사로 나뉘지만(6급→3급), 의학대학 교원급수는 조 교원, 교원, 상급교원(3급 교원), 2급, 1급으로 나뉘고(3급→1급), 연구사의 급수는 연구조사, 연구사, 상급연구사, 2급 연구사, 1급 연구사로 나뉜다. 의학계에서 3급부터는 동등한 급수와 자격을 인정한다고 한다. 다음의 의학대학 약학부와 약학대학의 학부는 학제에 다소 차이가 있으나, 졸업생들에게는 동일한 약제사 자격증이 부여되며 사회현장에 진출하여서의 대우와 급여에서도 차이가 없다. 단, 배치에서 의학대학 약학부

---

29) 증언자 C1는 1980년 평양의학대학 임상학부(주간)를 졸업하고 함북도 청진시 병원 의사근무 중 탈북, 서울대 의대 박사과정 수료, 현재 의사면허 취득하고 한국의 ○○병원 원장 근무 중이다.

와 약학대학 약제학부 졸업생들만이 병원약국에 배치될 확률이 높고, 일부 고려약학부생도 병원배치가 가능하지만 기타 학부생들은 대부분은 제약공장에 공장기사로 임용되고 충원된다. 이전부터 어느 정도 연륜이 쌓인 의사들은 새로운 자격시험을 치를 필요는 없지만 나머지 의사들은 사정이 다르다.

새로운 자격시험제도는 기본적인 치료기술지식과 실세 의학에 필요한 지식들을 중점적으로 테스트하였는데, 일상적인 의학공부에 관한 시험은 우선 필기시험을 요구하고, 경우에 따라서는 구두시험과 해부학실험, 수술실습, 그리고 임상의학실습이 포함된다. 일단 시험을 통하여 자격이 주어지면 그것을 토대로 건강을 책임질 수 있는 정도에 따라 의사의 수준이 분류된다. 이런 견지에서 보면 의학이란 매우 폐쇄된 직업이라 할 수 있다는 미셸 푸코의 언급(『임상의학의 탄생』, 2006)도 있다.

> 급수시험은 상등보건일군들인 의사, 약제사들만이 응시자격이 있어요. 또한 의(약)학대학 교원들과 연구사들이 급수시험 응시 대상이죠. 이 급수시험에 의해 상등보건일군들의 급여가 구분되어 책정되는데, 급수시험 점수가 낮은 자는 하급강등 되기보다 대부분 유지되죠. 결격사유가 있어도 대체로 유지되며, 시험 준비가 미비한 경우에는 진급시험보다 유지시험을 선택하기도 해요. (K1 증언)

북한은 경력에 따라 교수, 부교수, 상급교원, 교원 및 조교원 등으로 직급이 나뉘며 전공과 관련된 환자만 진료한다. 이를 위한 급수시험의 시험과목으로는 주로 김부자 노작, 외국어, 전공분야 기초의학과목, 전공분야의 인접과목이다.

외국어는 1980년대 말부터 2가지(1, 2 외국어-영어, 노어, 일본어, 불어 등)를 선택하여 치른다. 다른 과목과 마찬가지로 외국어 과목은 4급까지는 필답시험만 보며, 3급부터는 구술시험도 동반하는데 해당 도 대학병원 또는 각 도 의학대학의 시험위원회에서 시험결과를 평가받는다.

전공분야시험은 기초의학과목(신경내과 전공이라면 기초과목은 중추신경계 해부학 등), 전공분야의 인접과목(신경내과전공의 경우 인접은 정신의학), 전공과목(해당분야에서는 3급 시험에 응시하려는 자, 혹은 학위논문 초안을 완성한 자에게만 해당됨)이다. 또한 급수시험의 문제 출제범위는 의학대학 교육내용 뿐만 아니라, 최근의 과학기술 추세와 동향이 출제되기도 한다.

일반적으로 북한의 병원에서는 매주 화요일을 '기술학습 날'로 정하여 약 2시간 동안의 기술학습시간을 갖는다. 10점제에서 5점제로 변화(90년대 出)하면서 3점 이상이 되어야 한다. 1990년대 후반기 들어 급수시험제도는 시험관들의 뇌물전으로 통하기도 하였다는 증언도 있다. 아래 그림에서 의(약제)사 월급(보수) 기준을 제시하였다.

> 의 (약제) 사 급수 + 근속연한 + 위험수당금 =
> 의 (약제) 사 보수(월급)

의(약제)사 월급(보수)기준

급수와 근속연한에 위험수당금이 합친 금액이 의사 인건비로 책정된다. 여기서 위험수당금은 간염, 결핵 등 전염병 담당 진료 시 지급되는 위험수당이다.

> 우리병원 간염과 준의의 월급은 저는 의사였지만 근속연한이 5년 부족하여 그 준이는 위험부당금에 연한기급금이 더하여져 저의 월급과 비슷하였죠. (C3 증언)

렌트겐기수의 경우에는 방사선 위험수당이 위험수당금으로 반영되어 임금이 높은 편이다. 렌트겐기수의 월급은 10년 정도 근속한 의사월급을 상회한다. 수술장 의사 또한 위험수당금이 반영되고, 수술 1건당의 수당이 제공되므로 일반외과의사의 월급이 내과의사보다 훨씬 높다. 소아과는 신생아 소아치료 건수에 한하여 수당이 지급된다. 근속연한은 5년 간격으로 상승한다. J1의 증언을 바탕으로 아래에 의(약)사 급수별 급여기준을 제시하였다.

의(약)사 급수별 급여기준

구분	급수별	7.1조치이전	7.1조치 이후
1	6급	100～110원	1,700～1,800원
2	5급	110～130원	2,000～2,200
3	4급	130～150원	2,300～2,500
4	3급	150～200원	2,700～3,000
5	2급(대학교원)	200～300원	3,500～4,000
6	1급(대학교원)	300～500원	4,500～5,000

표에서와 같이 의(약)사들의 급수가 월 급여에 반영됨을 알 수 있다. 6급의사(의학대학 갓 졸업생) 초봉은 7.1경제조치 이전 105원, 7.1 이후는 초봉 1,700원~1,800원(6급), 5급은 2,000~2,200원, 4급은 2,300~2,500원순으로 급수와 연한에 따라 상승한다. 이러한 월급액수는 2009년 화폐교환 이후 상향 조정되었다는 증언도 있다. 면접대상자인 S3[30]는 함흥의대병원 간호원과 2.8비날론공장 병원 간호원으로 다년간 근무한 경험이 있는 보건일군이다.

간호원으로 2011년 11월까지 근무한 바 있는데, 2009년도 화폐교환 이후 간호원 월급은 1,700원에서 2,000원 상향되었는데요. 6月간은 정상화되다가 주다가 안주고 널뛰기현상이 다분해요. 그리고 20년 이상 되는 간호원들에게는 김일성연봉금이 있어 이들은 해마다 4.15이면 한 달 월급에 맞먹는 연봉금을 받았어요. (S3 증언자)

중등보건일군들은 근속연한에 의한 임금상승밖에 허용되지 않는다. 즉, 중등보건일군들과 간호원, 조산원, 보철사, 안마사는 승급을 위한 제도가 존재하지 않는다. 그러므로 중등보건일군에게는 통신대학과 특설대학을 통하여 중등자격에서 상등자격으로 자격 승급할 것을 적극 권장한다. 중등보건일군의 급여는 의사 6급 월급의 하한선을 초과하지 않는다. 그러나 근속연한이 오래되었거나, 위험수당금이 높은 간호원이나 준의들은 그 하한선을 추월하기도 한다.

다음으로 연구사 및 교원 급수제도는 이와는 다르다. 의학대학 연구사의

---

30) 증언자 S3는 함흥의학전문학교를 졸업하고 함흥의대병원에서 간호원으로 근무하였다.

급수는 연구조사, 연구사, 상급연구사, 2급 연구사, 1급 연구사로 나뉜다. 이와 같이 북한의 보건일군들에게 급수시험제도가 있어서 이들은 주기적으로 실무능력을 검증받으며, 이를 위하여 실력제고의 학과학습이 강요되고 통제된다. 이는 북한에서 대량배출된 보건의료인력들의 지속적인 실력고양을 통하여 주민들에 대한 질 높은 의료서비스를 전달하고자 한 방안의 연속이라 할 수 있겠다.

이러한 보건의료인력에 대한 교육내용의 다양화에 이어 다양한 형식, 국가개입의 졸업과 충원방식 등으로 일관된 의(약)학대학의 교육학제는 해방 후 부터 시기별로 부단하고 지속적인 변화를 모색하였는 바 그 의료인력별의 시기별 변화를 살펴보고자 한다.

의(약)학교육학제의 시기별 변화

북한에서 최초의 의학교육기관인 평양의학대학은 이전의 평양의전이 그 전신이며, 후일 2010년에 김일성종합대학 의학대학으로 편입되었다는 전언이다. 이는 북한보건의료법제의 「고등의학기술자 양성에 관한 건 〈046〉」에 의한 자료를 통해 평양의학대학의 정확한 설립 경위와 시기를 확인할 수 있다. 평양시와 함흥시에 현존하는 의학전문학교는 1946년 신학기부터 의학대학으로 승격시키는 동시에 수업연한은 5개년으로 한다.

제가 평양의학대학을 다닐 때는 1956-1960학년도로 5년간이었습니다. 다음 의학원제도로 소련 오루지나또르 2년을 마치고 나서야 내과 전문 의사

자격을 부여받게 되었지요. 오루지나또루는 평양의대병원에서 내과전공의가 되기 위한 강좌인데 환자치료를 경험하면서 하는 교육이예요. 교원으로부터 과제를 받고 한 달에 전공환자 4명을 집중연구하며 치료하죠.

・・・

우리 졸업생 300명 중 각과 2명(내과 2명, 외과 2명…)씩 오루지나또루 생을 선발-보건성선발-하였지요. 이들은 주로 과정을 마치고 각 의학대학 교원 으로 배치되거나 치료예방기관들에 전문의사로 임용되었어요. (K1 증언)

대학들에서는 과학-교육 간부를 양성하기 위하여 연구원과 박사원을 두고 있으며, 의학대학 내에는 림상부문 의사의 질제고와 교원양성을 위하여 오 리지나루과가 설치되어 있다.

・・・

제가 의학대학 입학 할 시기는 1981-87학년도로 예과까지 6년 6개월을 다 녔지요. 제대군인들은 6개월 더하여 예과교육까지 7년 이구요. (K2 증언)
제가 의학대학 입학시기는 1993-99학년도로 6년을 다녔어요. (J2 증언)

저는 93년도에 함흥약학대학을 졸업하였는데, 생물약품을 전공하였어요. 교육기간은 저희 때는 5.5년이었는데 90년 졸업생까지는 6년제였다고 해 요. 학급은 매 학년마다 1개 학급이구요, 학생 수는 25명이였죠. 약학부는 3학급으로 학급당 24-26명씩. 이렇게 전체 학년이 200명 정도 되었죠. (J3 증언)

전문학교가 고등 전문학교(4년제)에서 전문학교(3년제)로 바뀐 것은 아마 1985년 내가 입학 할 때 부터였던 것 같아요. 저의 윗 학년은 4학년까지였

으나 저희부터 3년 졸업이었으니까요. (C3 증언)

위의 증언들을 토대로 의(약)학교육의 시기별변화를 살펴보면 아래 표와 같다.

의학교육의 시기별 학제변화

구분		해방후 ~1974		1975~1984 (10년제出)	1985 ~2000년
의학대학	임상학부 (예과)	5년		6.6(7)	6(6.6)
	고려학부				
	구강학부			6년	5.5
	위생학부				
	약학부				
약학대학					
의학전문학교		2년	3년	4년	3년
양성소		3月	6月	2년	

앞서 인용한 증언들을 종합해보면, 의학대학의 교육기간은 1950년대에서 70년대 초(1974년까지)는 5년이었고, 1975년~1984년까지(9년제 의무교육제:고등 5년)는 6년 6개월이었다. 그러다가 1980년대 중반(10년제: 고등 6년제)부터는 6년으로 하향 조정되었음을 알 수 있다. 의학대학의 학부에는 5개 의학부인 기초의학부, 임상학부, 고려(東)학부, 구강학부, 위생학부와 약학부가 있으며, 교육기간은 임상학부를 제외하고 모두 5년 6개월이다.

K8(2002-2008)는 현재 의학대학의 교육기간은 기초학부 2년에 전공학부 4년이라고 증언하였다. 이러한 의학교육에서의 변화현상은 북한의 사정

상 금후로도 변화가 있을 것으로 추정된다. 왜냐하면 2012년 9월에 있은 최고인민회의 전원회의 제12기 제6차 전원회의 채택 내용을 통하여 12년제 의무교육을 실시한다고 선포하고 2013년부터 도입하였으므로 금후 12년 후 배출될 그 졸업생에 한하여 또 변화된 고등교육이 실시될 것이라는 유추이다. 그 내용을 보면 다음과 같다.

1. 조선민주주의인민공화국의 모든 지역에서 전반적 12년제 의무교육을 실시한다.

2. 전반적 12년제 의무교육제의 실시와 관련하여 부족되는 교원들을 보충하여 교원들의 자질을 높이고, 교육방법 개선한다.

3. 교육사업에 대한 국가적 투자를 늘리며 전반적 12년제 의무교육을 실시하는 데 필요한 조건과 환경을 마련한다.

4. 전반적 12년제 의무교육를 성과적으로 실시하기 위한 행정적지도와 법적통제를 강화하여야 한다. 또 4항 교원학생들에서 과정 안에 반영된 국가적 동원 외에 다른 일에 무질서하게 동원시키는 현상에 대한 법적 통제를ㄴ 강화하여야 한다. 5항 사회적 과제를 망탕 주어 교육과 과학연구사업에 지장을 주는 현상과의 법적 투쟁 강화하여야 한다." "12년제 의무교육 실시할 데 대하여, 최고인민회의 제12기 6차 전원회의"

이와 같이 북한의 교육제도 하에서의 보건의료인력—의(약)사 등—에 대한 교육과 양성들을 통하여 보건의료인력의 교육이나 시스템이 북한체제—사회주의의 특수성에 의하여 철저히 진행되고 그 인력들의 통제관리가 지속적으로 정상 진행되어 3대세습과 주민결속 등의 수단이나 도구로 확실하게 자리매김되었음을 확인할 수 있다. 북한은 동시에 보건일군의 양성과 배출, 그리고 그들의 사후관리에 의한 기술력제고와 상향 의도 등이 지속적으로 통제되고 관리되고 있어 부단하고도 지속적으로 보건의료인력의 실력제고와 의료서비스 개선에 관심을 가지고 발전방향을 모색하고 유도하고 있다고 긍정적으로 평가되는 부분이다. 또한 12년제 교육학제의 변화를 통한 차기교육의 변화와 미래의 귀추가 전망된다.

북한의 무상치료제의
위기와 변화

무상치료제의
기본 틀

북한의 보건의료의 핵심은 '무상치료제'이다. 북한에서 '무상치료'와 '무료교육'은 사회주의사회를 대표하는 양대 기둥이라고 선전한다. 북한사회의 기본 체제슬로건으로 삼으며 대표상징이기도 한 '무상치료제'는 '의사담당구역제', '예방의학', '주체의학'을 구성내용으로 하며 이는 보건일군들의 '정성운동'에 의하여 수행하고 추진되게 한다. 보건의료부문의 보건일군들은 사회주의체제를 널리 알리고 사회주의 혁명을 완성하기 위해 당과 체제의 지지자로 결속시키는 체제수호와 주민결속의 역할을 할 것을 요구하는데 이로부터 보건일군들은 체제수호를 담당한다는 정치일군의 자긍심과 명예의식을 통해 의료서비스 전달의 동기부여와 참여의지로 심리적 보상을 받게 되며 이는 정신적 보상과 물질적 보상의 2중적 효과로 이어지기도 한다.

북한이 일관하게 견지해 온 '무상치료제'는 돈 한푼 안들이고 진찰받고 치료받는 제도로 '우수하고 선도적인' 방침의 시도와 실시, 추진노력에도 불구하고 1990년대 후반기의 '고난의 행군'시기를 통하여 악화일로를 경험하게 된다. 이러한 경제적 난국의 시기에도 보건일군들에게는 식량과 월급을 보장해주는 특혜를 부여함으로써 그들의 체제수호와 주민결속의 역할과 수행에 책임성과 자긍심을 드높이고자 하였다. 그럼에도 북한의 보건의료의 무상치료제도는 왜곡을 번복하는 변화를 가져온다.

90년대 후반기의 사태-'고난의 행군'에 의한 사회변화에 이은 보건의료 부문의 실제적인 변화양상을 살펴보는 고찰이 절실한 상황이다. 이 시기의 열악한 보건의료 현상은 주민들의 건강실태에서 나타나는 바, 북한정부와 국제기구가 합동으로 작성한 1998~2012년 북한 어린이 영양조사에 따르면 2012년 기준 북한의 5세 미만 어린이 사망률은 1,000명당 53.4명으로 나타났다. 이는 한국의 5세 미만 사망률 3.8명과 비교해볼때 14배 이상 높은 수치이다. 또한 북한의 생후 1년 이내 영아사망률은 2000년 22.5명에서 2012년 33.2명으로 10.7명 늘어났다는 보고(이정희, 2014)가 있다. 이와같은 반영으로 유엔인구기금(UNFPA)이 최근 발표한 '2013년 세계인구현황보고서'와 인구보건복지협회에 따르면 북한의 인구는 2천 490만 명으로, 인구 수에서 세계 202개국 가운데 49위를 기록하고 있다. 이는 '국가건강계정(National Health Account)'에 나타난 1인당 GDP를 보면 북한은 아시아 최저개발국 중에서도 가장 소득이 낮은 국가인 "네팔"과 비슷한 수준이다.

북한의 이러한 상황은 정확하게 김일성의 사망(94. 7. 8)이 시작점으로 되었다. 특히 식량난에 따른 영양결핍이 심각해졌는데, 북한사회 전역에는 굶주림에 따른 질병이 만연하는가 하면 온갖 전염병이 창궐하여 사상자가 급증하였다. 이는 주민들의 생계를 위협하는 생계난으로 몰아갔으며 결과는 국민들의 평균수명에도 영향을 미쳤다. 물론 현재까지도 북한의 열악한 의료난 위기에 대처하여 국민건강과 인도주의 원칙에서 국제기구와 한국의 대북지원 등 많은 지원약품들이 이어지고 있으나 이는 기울대로 기운 국가시스템과 국민전체를 아우르기에는 역부족이다.

북한 보건의료계에 닥친 위기는 한계에 이르렀으며 한계점에 이른 열악한 상황의 지속화에 변화와 퇴색이 등장한다. 이는 무상이라는 명목아래 국가공급이 전무한 조건하에서 실리적인 진료를 위한 의료진과 주민들의 자발적인 적응과 진화가 창출되어 화답하였는 바. 이러한 위기에 대처한 보건일군들과 주민들의 적응과 진화가 바로 보건의료의 변화인 기존의 국가 의존성에서 현실지향의 자생력위주인 시장화 의존성이 출현한다.

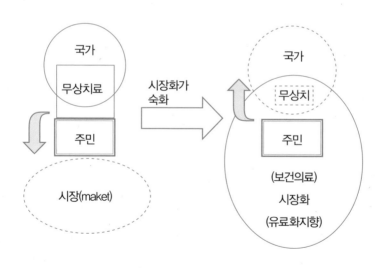

시장화 이후 북한 보건의료의 변화

상문의 그림은 시장화 이후 북한 보건의료의 변화추이 고찰을 기초로 하여 북한의 본연의 보건의료-무상치료제의 어제와 오늘의 변화를 필자가 가상적으로 그려낸 도형이다. 처음의 북한의 보건의료는 국가가 모든 것을 부담하여 '무상치료제'가 순기능을 하였음이나 90년대 후반기부터 경제난, 식량난에 이은 의료난의 지속화의 만성화에 의한 북한사회에 90년대 후반에 등장하여 자리잡아가는 보건의료의 시장화의 출현과 정착과정의 실태들을 통해 변화의 양상, 즉 무상치료제도에서 유료화로 변화일로가 산생(産生)한다.

이러한 무상치료제의 변화-시장화는 두가지로 분석할 수 있다. 첫째, 북한의 '무상치료제'-보건의료가 과연 지속가능한가와 어떤 변화를 가져왔는가? 둘째, 북한 보건의료제도의 유/무상이 병존하는 이중적 체제가 주는 시사점은 무엇인가이다. 문제제기의 전자나 후자 모두 북한식 사회주의가 과연 주민들의 보건의료의 생태계를 어떻게 보존할 수 있으며, 이로부터의 이중적 사회시스템 지향의 함의를 던지고 있는 바이다. 이러한 문제의식을 가지고 '고난의 행군'시기 재직 중이던 북한보건의료부문 일군들과 당시의 주민들과의 면담 등을 통하여 북한의 보건의료계의 현실적 변화양상들을 위주로 하여 살펴보고 이를 통하여 시장화이후의 북한의 보건의료-무상치료제는 국가가 존재하는 한 형식상 지속될 것이며 동시에 국가와 주민의 유료화지향의 북한의 내실적인 탈사회주의화는 지속화되고 가속화된다고 진단하고 싶다. 아울러 이러한 시장화의 노골화와 진화가 우리에게, 나아가서 통일한국의 통합의료에 어떤 영향을 가져올 것인가에 대한 문제에 대한 해답을 찾고 사회통합의 유리한 시나리오의 로

드맵 디자인을 유도하고자 한다.

보건의료의 구성과 운영메커니즘

보건행정조직구성

북한의 보건의료는 중앙으로부터 지방에 이르기까지 중앙집권식으로 구성되었다. 중앙에 보건성이 있고 보건국을 구성하는 지방보건조직이 있다. 지방조직은 각 도와 직할시의 행정위원회 내에 도 보건국이 있고 보건국 아래 각 시, (구역), 군 행정위원회들에 보건과로 하부말단까지 행정조직이 꾸려져 있다. 보건국장아래 의료담당 부국장과 약무담당부국장이 있다. 중앙보건성은 국가전체의 보건의료에 관한 최고기관으로서

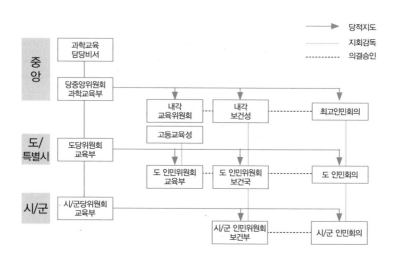

보건 행정조직

국민보건에 관한 전반적인 업무, 즉 의료봉사, 제약, 위생, 방역 등의 사업을 집행하고 감독한다.

구체적으로는 보건사업 발전을 위한 계획안을 작성하고 생활 및 노동조건의 개선 사업을 지도하며, 보건부문의 예산을 수립·집행하고, 모자보건사업, 각종 보건 의료자원관리 및 보건일군의 자질향상 등의 업무를 수행한다. 시(구역),군 행정위원회 보건과는 하부 보건행정조직으로서 구역, 군 행정 및 경제지도위원회에 소속되어 산하 보건기관들의 사업들을 지도 통제한다. 군보건과에는 탁아담당지도원도 포함되어 탁아소(1~4세)도 담당관 내이다.

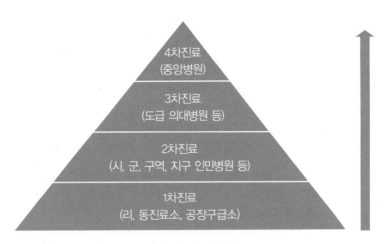

북한의 4차 의료시스템

위 그림은 북한의 4차 의료시스템과 같이 북한의 진료시스템은 아래로부터 중앙으로 올리 집결되는 정연한 4차 진료시스템이 갖추어져 있다.

북한의 보건의료행정기관들로는 중앙과 각 도에 있는 치료예방기관들인 병원들과 의학과학원, 법의감정원, 위생방역소, 수혈소 등이다. 동시에 중앙과 각 도에 있는 의학대학병원들 시(구역), 군 병원(해당 치료예방기관 등)들과 인민軍 병원, 보위부병원, 보안성병원, 철도병원들과 특수병원(전염병 예방원) 등이 있다.

법의감정원(法意勘定院) 법의감정원은 치료예방기관들에서 일어나는 우발적인 의료사고 등과 일시적 노동능력판정을 전담하는 기관이다. 구체적으로 표현하면 병원에서나 환자의 사인(死因)에 대한 부검이나 다른 판정수단을 통하여 정확한 판정에 기여한다. 여기에는 주로 법의의사들이 상주한다.

법의의사는 주로 의학대학의 병태생리 해부생리 전공의사가 될 수 있다. 또한 사회보장자, 일시적 로동능력 상실자 판정에도 법의감정원의사의 적격자 판정을 주선한다(K1, C1, H5). 이에 대한 법의감정원에 대한 규정을 보면 1조에 "법의감정원은 사망의 원인을 탐구·분석함으로써 치료사업의 질적 향상을 도모하며 기관 또는 개인의 요구에 의한 법의 감정을 실시함으로서 치료사업과 의사인력 개개인의 질적 향상을 도모하며 기관 또는 개인의 요구에 의한 법의 감정을 실시함을 목적으로 한다."고 밝힌다.

법의감정원의 사업범위는 다음과 같다. 첫째, 권한 내에서 치료기관의 사망자에 대한 병리해부를 실시한다. 둘째, 원인불명의 사망자, 피해자, 자체가해자 및 정신병자 등에 대한 법의 감정을 실시한다. 셋째, 보건일군의 권리와 의무에 관한 행정사건에 대한 법의감정을 실시한다. 넷째, 치료기관에서 병리해부에 의거한 사인탐구, 검토회의 조직 및 그의 지도검열을 진행한다. 다섯째, 각종 외상, 노동능력상실, 불법유산, 치료상의 미신행위, 치료 상의 과오 등에 관한 법의감정재료의 연구 및 그의 방지대책을 수립한다. 여섯째, 법의감정에 관한 학술적 연구로 규정되어 있다.

법의감정원은 원장 및 법의감정의가 있는데 법의감정의는 의사자격을 가진 자여야 하며 중앙 및 도 법의감정원의 화학기술자, 약제사 또는 분석화학 전공자여도 되며 조수는 중등보건일군 자격을 소지한 자여도 된다. 중앙법의감정원장은 해당 도 인민위원회 위원장이 임명한다. 법의감정원의 시설로는 시험실, 해부실, 심문실이 있고 시, 구역, 군의 경우는 해부실까지만 있어도 된다.

> 법의감정원은 도에서 파견법의가 군급(군 검찰소 상주)에 1인씩 상주하는데 이들은 사회보장감정이나 주요 사망환자 부검을 통해 사인규명에 참여하고 결정적 역할을 수행하죠. (H6 증언)

법의 감정원의 부서들로는 노동능력 감정과와 검열과(병원검열–주로 병력서와 진단서 등)와 부검과 등으로 구성되며 부검과에는 임상의사와 법의사가 상주한다. 중앙법의감정원아래 산하기구로 도(都) 법의감정원이 있고 시(구역)군郡 법의감정원이 있다. 군 단위 법의감정원은 군 규모에 따라 비상설기구로 의사만 정해져 있는 경우도 있다.

수혈소 중앙과 각 도에 수혈소가 있는데 군급 수혈소는 없고 도(道)에만 수혈소가 고작이다. 따라서 매개 도(道)에 1개 정도씩 존재한다. 국가에서 수혈하고 나면 국정가격의 혈액량 값이 개인에게 지급되는데, 2002년 7.1 경제조치 전 가격으로 피(血) 100그램 당 100원이었다.

현재는 2,000원정도로 평가된다. 북한은 '고난의 행군'시기에 도시처녀들은 수혈소에 찾아가 피를 뽑고 그 비용으로 유행하는 패션을 마련하였으며 최근에는 유엔지원약품 항목인 화장품도 금전적으로 계산되어 피 200g을 채혈해야만 화장품 1세트가 해당되어 대부분 1인당 200g이 채혈된다는 전언(L2, L4)이다.

> 북한에는 피가 헌혈이 아니고 매혈이나 다름없죠. 전 혈형이 O형인 관계로 병원에 응급환자 생기고 혼수상태이면 병원성원들은 저를 모두 쳐다보곤 해 항상 팔을 내대곤하였죠. 우리지역에 어느 소아든지 사경기나 응급시 제 피를 안 받은 이가 드물었죠. 그 덕에 길가에 나서면 인사가 줄 이었죠. 그런데 전 또 저대로 피 뽑아 고맙다 인사받고 국가에선 국가대로 혈액 100g 당 돈이 나왔으니 일거양득이었죠. (L2 증언)

이와 같이 북한의 수혈소는 일단유사시의 비축물자 혈액보유량을 위해서도, 도급 단위들에서 보관 관리하는 수혈소가 존재한다. 수혈소에는 주로 수혈과, 채혈과, 실험실, 건조 혈장과와 검진과 후방부 등 부서가 있다. 또한 수혈소에서는 덱스트란 생산과 다른 혈액관련 약품들도 생산된다.

위생방역소 중앙인민위원회 산하에 방역기관으로서 중앙위생방역소에서 道, 市(구역), 郡, 위생방역소에 이르기까지 조직체계가 위에서 아래로의 수직체계가 세워져 있다. 북한의 위생방역사업은 그 실시를 위하여 위생방역소 대외검역기관 및 연구기관을 설치하고 있다. 위생방역기관의 업무로는 위생계몽 교양사업을 추진하고 각종 위생시설을 신설·개조하여 관리 운영하며 급성전염병과 기생충의 예방 및 유해 곤충과 동물을 박멸하는 사업을 진행한다.

> 매개 군 단위까지 있는 위생방역소는 봄, 가을 위생월간과 집중적인 예방접종과 전염병역학사업시에 그리고 식품위생들을 주관하는 게 기본업무에요.… 하여 접종과, 식료과, 위생과, 실험실 등의 부서로 주로 운영해요. 3, 4월 봄철위생월간에는 담당 주변 사하기관과 단위들에 각기 파견되어 활동(환경, 개인위생 조직진행)하죠. (L5 증언)[31]

다음 보건행정기관으로는 중앙으로부터 지방 아랫 단위까지 세부화된 병원기관과 조직들이다.

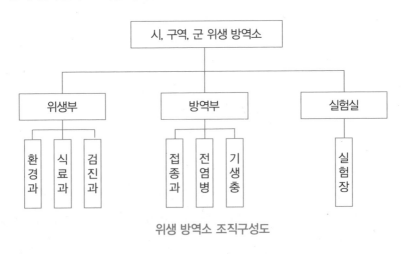

위생 방역소 조직구성도

---

31) 증언자 L5는 청진의학대학 위생학부 졸업후 탈북, 한국에서 카톨릭대학 졸업 후 현재 ○○병원 의사근무 중이다.

의학과학원 북한에 의학과학원은 11개의 각 도에 연구소 형태로 있으며 세부적으로는 종양연구소, 방사선의학연구소, 내분비연구소, 의학생물학 연구소, 의학과학통보연구소, 약학연구소, 위생연구소, 소화영양연구소 고려의학연구소 등으로 구성되어 있다.

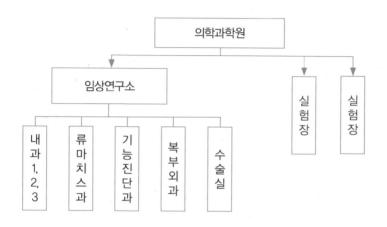

함북도 의학과학원 행정도

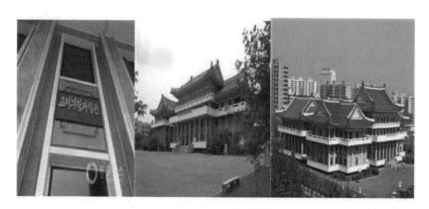

평양 고려의학과학원

함경북도에 있는 청진 도의학과학원은 임상 연구소 안에 내과 1(위궤양전문)과, 2(대장염전문)과, 3(췌장염전문)과 까지 있고, 류마치스 내과와 기능 진단과, 복부외과와 수술장, 약국으로서 주로 내과 외과연구가 전문이다. 이 밖에 고려의학연구도 병행하고 있다(C1). 한편 함경남도 의학과학원은 골(骨)전문으로 그 부속 교정기구공장까지 구성한다. 이는 북한의 전 지역에서 수족(手足)관련 교정기구 환자들에게 유일한 교정기구기관이다.

병원구성과 운영메커니즘

북한의 병원은 크게 내각 산하병원과 군부병원, 국가보위부병원, 인민보안성병원 철도성병원 등의 특별병원들과 중앙병원 특수병원, 사회병원들로 구성된다. 먼저 김부자 위주 특권층만의 특진용 특별병원들이 존재하

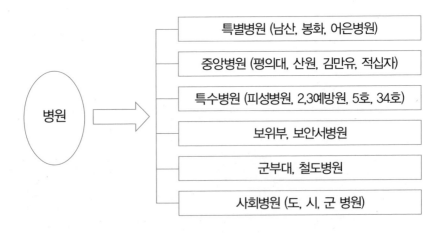

북한 병원의 종류

는데 이는 남산병원, 봉화진료소, 어은병원 등이다. 그 다음 중앙병원들로 평양 제 1, 2병원, 임상병원, 적십자병원, 김만유병원, 평양산원 등이다.

다음으로 전염병을 주로 취급하는 특수병원들과 북한특유의 권력기관의 병원들인 국가보위부병원, 군부대병원, 철도병원 국가보안부병원들이 존재한다. 다음 일반사회병원으로는 각 도의 도 의대병원과 시,(구역), 郡 인민병원들이 존재한다.

특별병원(봉화병원, 남산병원, 어은병원) 특별병원은 국가요직간부들을 위한 병원이다. 중앙당 직속병원으로 형식적으로 보건국에서 관리하는 것으로 되어있되. 대표적으로 봉화병원, 남산병원, 어은병원 등이 있다. 봉화병원은 처음 봉화진료소에서 봉화병원으로 북한에서 최고위급들의 해당 병원이며 평양시 보통강구역에 위치한다. 진료대상은 김일성 주치팀, 내각부장, 위원장 급, 중앙당 부장 급에서 비서 급까지 정치위원 급, 김일성 측근(비서실, 서기실, 등)이다. 진료과목은 최신식설비들로 갖추어져 있고 최고급 의약품제공과 보건의료서비스가 보장된 특진서비스제도라고 하겠다. 어은병원은 군부대의 장령들이 진료받는 병원이며, 위치는 평양시 만경대구역에 위치하며 진료대상은 사단장급 이상이다. 이 기구는 '선군정치'이후 더더욱 그 권한과 위상이 승격되었을 것으로 판단된다. 다음으로 대표적인 특별병원인 남산병원은 '정부병원'이라고 하며 위치는 평양시 대동강구역이며 진료대상은 내각 부부장 급, 중앙당 과장 이상부터 중앙당 부부장 급 중앙당 요원(평양의학대학병원 진료과대상 이상 특수대상)까지이다.

진료과 시시템은 1980년대 들어 간부과 출현으로 인하여 간부들은 이미 전에도 그랬지만 더 노골적으로 병원의 고가약들을 독차지하였어요. 병원 장은 어느 간부가 병원에 내원하면 무슨 큰 한애비 모시듯 대기하는 진료 환자들을 제치고 우선으로 진료하게 하고 있는지도 몰랐던 고가약들을 마구 처방하라고 지시하였죠. 이런 약 우리 병원에 있나? 하면서 처장하 였구요. (K1 증언)

이에 대해 고위탈북자 고영환은 이렇게 진술했다.

　　정무원 부장(장관)과 당중앙위원회 부장들의 직계가족을 치료하는 병원이 보통강구역 신원동에 위치한 봉화진료소이다. 봉화진료소는 일반과와 특별과로 나뉘어진다.

　　부장급은 일반과이고 당, 정치국위원, 후보위원, 당 중앙위원회 비서, 정부원 부총리이상은 특별과 대상이다. 또 이 병원에는 〈1호 병동〉이 따로 있는데 그곳은 김 부자와 그의 친척들만 치료받을 수 있는 곳이다. 봉화 진료소는 호위총국에서 나와 24시간 경비를 서는데 치료대상자는 발급받은 진료카드를 병원 정문 통과 시 경비병에게 제시해야 한다. 그 다음 등급의 병원이 평양시 보통강구역 문수동 평양산원 옆에 자리 잡고 있는 남산진료소이다. 정무원 부부장(차관)과 당중앙위원회 부부장, 인민군 중장, 해외파견 대사급의 직계가족을 치료하는 병원이다. 평양주재 외교관들도 이 병원에서 치료받을 권리를 가지는데 물론 이 병원에서도 진료카드를 제시해야 한다. … 그 다음 등급의 병원으로 김만유 병원과 평양 제1병원 등이 있다. 이 병원에도 진료과가 따로 있는데 당중앙위원회 성원들과 각 위원회 차장, 과장 등의 가족들이 치료받을 수 있고 상좌 이상 대좌들을 치료하는 간부 진료소도 있다. 그리고 일반노동자와 농민들은 대체로 공장 진료소나 리 및 동 진료소에서 치료를 받으며 총 10등급 이상으로 분류하는 이것이 북한사회의 계급상이다.[32]

처음 진료과시스템은 "국가는 혁명투사, 혁명열사가족, 애국열사가족, 영예군인, 인민군후방가족들에 관심과 배려를 돌린다", 『인민보건법』, 제12조, 1980(이철수 외)에 의해 등장하고 활성화되었는데 시간이 흐르면서 왜곡 집행되어 '진료과'에서 '간부과'로 통용되었으며 적지 않은 부작용을 낳았고 그로 인해 일반 주민과 권력층과의 양극화가 심화되는 온상으로 되었다. 즉 부익부 빈익빈을 격화시켰다고도 한다.

중앙병원 중앙급병원은 22개정도이며 내각 산하 병원은 17개이다. 여기서 3개 특수병원은 형식적으로만 보건국에서 관리하지만 중앙당 직속 병원으로 되어있다. 또한 이하 산하병원이다. 대표적으로 평양의학대학병원(1950), 평양 제1, 2병원(1960), 적십자병원(1970), 평양산원(1985), 김만유병원(1986), 구강병예방원(1990), 옥류어린이병원(2013), 류경안과병원(2016) 등이 있다.

평양산원은 여성들의 어머니 병원이라고 북한이 많이 선전에 활용하는 병원이다. 실제적으로는 주로 특권층여성들의 요람이다. 규모는 6만 평방미터의 건평에 355명의 의사와 400여명의 간호원이 근무하는 병원

---

32) 고영환, 『평양 25시』, (서울: 고려원, 1992), pp.81-82.

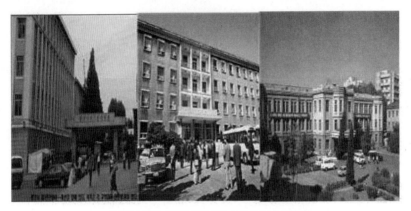

평양제1병원, 평양제2병원, 평양적십자병원

인데 간부급의 여성들의 전용병원이며 일반적으로는 김정일의 특별배려를 강조할 때에 많이 활용된다.

평양산원이 80년대 중엽에 건립되자 나라 곳곳마다에서 3태자 소식이 끊이지 않았는데 그 즈음에 우리 군에서도 3태자 의진자가 평양산원으로 파송되었는데 4태자를 출산했다고 경사가 났죠. 바로 이웃 군에서는 오진하여 출산하기 전 평양 파송되는 노상에 사망한 의료사고가 있은 반면 우리군서는 다태자 확진을 조기에 잘하여 순산에 도움이 되었다고 군 보건일군회의에서 군당책임비서가 우리군의 자랑이라고 해당병원을 치하하였죠.… 후에 거의 1년이 된 후 그 4태자에게 주택이 건설되고 역시 은장도(남자1)와 금반지(여자3)를 선물 받고 퇴원하였다고 요란하게 떠들었었죠. (K1 증언자)

그러나 다(多)태자의진(議診) 임산부를 비롯한 특별환자들에 대한 최고의 수혜가 전달되는 곳으로 체제선전용으로 전시(展示)성에 무게가 실린다. 이밖에도 중앙에 적십자병원을 비롯한 임상병원, 고려종합병원, 건설자병원, 운수부 중앙병원, 방직병원 등도 있다. 다음 김만유병원은 1986년에 완공된 일본상공인 김만유가 선물한 병원으로 연건평 10만 평방미터에 1300여 병상, 신경내과, 뇌신경외과 등의 30여개의 전문과를 갖춘 병원으로 평양산원 신설 후에 가장 최근에 건립되어 운영되고 있으며 비교적 최신식설비와 장비 구비의 병원으로 간부들이 많이 선호하는 병원 중의 하나이다.

최고위급 간부의 진료를 담당하는 곳은 평양, 보통강구역에 위치하는 봉화 진료소이다. 이 진료소에는 순환기 내과 · 소아과 · 한방 치료과 · 산부인과 등 22개의 진료과가 갖춰져 있어 치료 대상은 김정일의 친족, 당 중앙위 간부(부부장급 이상), 직할시 · 도 당책임 비서나 인민위원장 등이다. 또, 정부 병원이라고도 불리는 남산 병원은 대동강 구역, 대학거리에 위치하고 있고, 당 과장급, 직할시 · 도 당의 조직 · 선전 비서등 , 중간 간부나 김정일 관저의 요원이 주된 치료 대상이 되고 있다. 일반 주민의 3차 진료 기관인 각 도의 대학병원(평양 의대 병원 등) · 조선 중앙 적십자병원 · 김만유병원(1986년 4월에 조총련의 의사 김만유가 설립)은 당 과장급 이하의 하위 간부가 주로 이용하고 있다.

대동강변 문수거리에 건립된 옥류아동병원은 김정은 제1위원장의 각별한 관심 속에 2013년 10월 13일 개원했으며, "연건축면적 3만 2천800㎡에 6층으로 이루어진 병원은 최신식 의료설비들을 갖춘 각종 치료 및

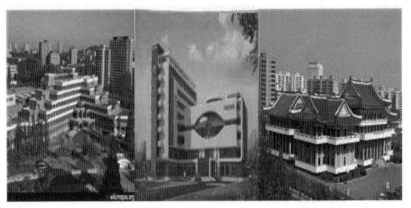

평양옥류아동병원, 평양류경안과종합병원, 평양고려의학과학원

처치실, 수술실, 입원실은 물론 입원한 어린이들이 공부할 교실들과 놀이장, 휴식장들로 특색있게 꾸려진 현대적인 아동의료봉사기지"라고 북한은 소개하고 있다. 옥류아동병원에 이어 류경안과종합병원은 4층 외래병동과 8층 입원실 병동으로 구성돼 있으며 안경상점도 갖춘 현대적인 의료봉사기관이다.

다음 직속 중앙병원들이 있다. 평양의학대학병원은 4차병원으로서 하부말단의 리, 진료소로부터 시(구역),군병원과 도 병원(1, 2, 3차 진료)을 거쳐 확진, 불치 등을 해결 못하였을 때 4차 진료기관까지 이송된다. 4차 의료기관은 중앙급병원이며 여기에 근무하는 의사 수는 『비교의료제도론』에 따르면 약 2,600명 정도라고 한다. 주로 불치, 희귀병, 난치병환자들이 집결되기도 한다. 다음으로 평양 구강병원이다. 1980년대 이후에 신설된 병원으로 평양시내와 전국의 치과대상 질병자들을 전담하는 병원이다. 이 밖에 적십자, 1병원이 있다. 이 병원들은 오랜 임상경험과 연구업적들을 가진 원로의 의료전문가들이 자리 잡은 보건의료활동의 거점이다.

특수병원(전염병원) 북한의 특수병원으로는 대표적으로 2·3예방원(간염·결핵예방원), 5호병원(전염병), 피성병원, 34호(한센)병원, 49호(정신병)병원 등 전염성 질환을 치료하는 병원들을 의미한다. 북한에서 숫자나 기호표기의 병원들은 전염병 등의 음성적인 의미로 통용된다. 이런 병동들은 은폐와 보호차원으로 가족과의 격리는 물론 주거지역과 거리를 두고 위치하며 3예방 병동들은 급·만성환자들의 노동요법용 토지보유도 있어 적지 않게 관리된다. 또한 이들은 가족과 격리되어 일생을 떨어져 보내기도 한다. 또한 5호 병원은 90년대 후반기 부터 급증한 콜레라, 파라티푸스 등의 수인성(水因性) 급성전염병환자들의 격리치료를 위해 신설된 병원이다. 평양시에는 주로 혐오시설이기도 한 관계로 평양시 송신구역에 위치한다고 한다(K1).

다음 34호는 한센병(Hansen's disease)을 의미하는 바 이미 60년대부터 함경남도 정평에 위치하고 있는 병원이다. 또한 예방원으로 49호예방원이 있는데 정신병질환자들을 49호로 규정하고 그 병원을 49호예방원으로 구분·관리하고 있다. 정신질환병원은 각 도마다 1개씩 전문병원이 존재하고 매 군(郡)에도 존재한다. 이 병원에서 환자들은 경중도에 따라 5년~10년 이상 수용되기도 한다. 북한의 정신병 유병률을 인구 1/1000으로 0.001% 로 집계하며, 이에 따르면 북한의 정신질환환자는 2만 2천

명인데, 이 지표는 위의 유병률 0.001%라는 보건부문의 통계숫자와 일치하는 숫자(K1)이다. 역시 중앙으로부터 말단 郡 단위까지 주민지역에서 거리를 두고 내륙지역에서 음성적으로 관리된다.

군부대 병원 북한의 인민군대(人民軍隊)를 위해 존재하며 군 의무지원체계는 민간의료서비스체계와는 달리 전투력 보존과 손실의 최소화와 기동성을 중시하여 의무지원의 근접성 원칙이 강조되어 효율적이고 효과적인 환자관리를 위한 환자후송체계가 수립된다. 북한은 인민군의 전투력강화의 편제상 통합군체계를 유지하여 총참모장 예하에 후방총국과 각종 전투부대를 배치하고 있다. 후방총국은 군의 전투병과를 지원하기 위한 각종 지원서비스를 총괄하는 곳으로서 여기에는 군의국이 있으며 기타 조직으로 건설국, 도로관리국, 연료관리국, 차량관리국, 수송국 등이 있다.

군의국은 육해공 3군에 대한 통합의무지원을 수행하는 중앙병원과 후방병원의 운영 외에는 군진의학의 전반적 발전을 위한 기획기능만을 담당하며, 실제 집행기능은 각 전투사령부 및 군단의 의무부대가 담당하는 것으로 여겨진다. 전투력에 대한 직접적인 보건의료서비스의 제공은 군단 야전병원, 사단 군의소, 연대군의소 및 대대위생소에서 이루어지며, 중대에는 위생지도원이 있어 응급처치를 담당하고 있다.

이 외에 해군과 공군은 평양특별시에 각기 해군 중앙병원과 공군중앙병원을 독자적으로 운영하고 있다. 인민무력부 산하에 11호 병원, 군의대학병원, 어은병원, 수도방어사령부병원이 있다. 제 11호병원은 군부대

병원으로 군인들을 위한 종합병원형식으로 운영하고 있다.

국가보위부, 인민보안성병원 국가보위부병원 역시 중앙에서 도급까지 병원이 존재하며 사회병원과 구별되는 것은 의료진의 기술과 실무진들과 북한의 특권층들인 까닭에 고급시설과 고가약품들이다. 다음 보안성병원은 남한의 경찰청병원에 해당한다. 1960년대 말에 처음 '내무성'에서 '사회안정성'(사회안전부)으로 바뀌었으며 2000년대 들어 '인민보안성'(인민보안부)로 개편되었다. 중앙에 보안부병원이, 매개 도에는 보안국병원이 존재하는데 중앙병원은 평양시 서성구역 련못동에 위치하고 있다. 병상은 1000여 병상으로. 도와 중앙병원규모가 적용되는바 보안부병원장의 군 계급은 중장(二星)급이다.

철도성병원 북한의 철도는 군대와 같은 시스템을 도입하여 운영하며 사회와 구별하여 조직규모와 조직체계, 그리고 준법 등을 준수하도록 하고 있어 군사규율과 규정을 엄격시하는 군사구조와 지휘시스템을 구현한다. 마찬가지로 철도가 병원체계도 따로 구비하고 가동하는바이다. 이는 모든 공급과 관리에서도 군대와 유사한 대우와 관리가 상응한다. 철도국병원은 매개 국(4개 국: 평양, 개천, 함흥, 청진)마다 관리국이 있는데 관리국은 도에 무어진 민(民), 군(軍)보다는 큰 규모이며, 그 아래 지구병원들이 있는데 보통 20병상 규모이고 민의 종합 진료소 규모로 꾸려진(내과, 외과, 소아과, 산부인과 등 기본과 존재) 병원이 존재한다. 철도병원은 북한이 철도를 군대와 같은 규율로 장악 통제하려는 의도에서

民과 구별되는 서비스를 제공하여 철도에 종사하는 로동자, 사무원 뿐 아니라 그 가족들까지도 철도가족으로 구별되어 무임승차를 비롯한 철도성 산하의 모든 수혜가 보장된다. 그러나 보위부나 보안성의 레벨에는 좀 못 미친다. 이와같은 정부급의 군과 관리계층의 치료예방기관인 병원 이밖에 일반사회병원들이 존재한다.

일반사회병원 중앙과 도급의 의학대학병원과 시, 군(구역), 리병원들이다. 의학대학병원은 각 도마다 위치하여 평양시와 개성시, 각도에 11개의 의대병원을 갖추고 있다. 의대병원들에는 11개의 과로 내과(순환기, 호흡기, 소화기, 알레르기, 등)의 과들과 외과(정형, 복부, 흉부, 골 등) 소아과 산부인과와 피부, 이비인후과 등으로 구성되었다. 구강과는 보철, 의치 등으로 구분 진료하며 이외 약국과 경리부가 있다. 평양의학대학(平壤醫學大學, Pyongyang Medical College), 함흥의학대학, 청진의학대학, 원산의학대학, 혜산의학대학, 강계의학대학, 평성의학대학, 사리원의학대학, 등의 10개의학대학병원 등이 있다. 의학대학은 임상강좌를 위한 교육기관으로 치료활동과 학술연구사업이 수행된다. 도(직할시) 의대병원은 하급단위 환자들의 최고진료기관으로서 주로 희귀병, 난치병. 악성질환, 진단미상 등의 환자들이 올라와 연구대상과 유능의료진의 특수 진료를 위한 목적에 이용된다. 다음으로 3차 2차의 일반병원(시(구역), 군 인민병원)이다. 북한의 일반병원 규모와 시스템을 보면 병원장 산하에 기술부원장과 외래부원장 경리부원장이 있다. 일반병원은 기본과와 입원실을 갖춘 구역, 군, 지구병원과 종합진료소들이 존재하는

데 기술부원장은 주로 환자들의 의료기술적인 측면을 총괄한다. 그 외에
약국과 경리과 등이 있다. 종합 진료소농촌지역의 거주지 담당제 형태에
의한 진료가 보편적이므로 특급기업소에 다니는 근로자의 경우 직장담
당제 형태에 의한 1차 진료기관이 2차 진료기관의 규모를 지니는 경우도
있으며 이러한 의료기관의 규모는 그가 위치하는 소재지에 따라 각이한
서비스를 제공받는다. 리 인민병원 또는 종합 진료소라고도 하는데 인구

의료기관별 규모

종류	소재지	의사 수	전문의	병상수	주요장비
道의학 대학 병원	도 인민위 소재지	약 200명	전과	800~1,000	기본진단 및 치료용 전장비 (신장투석기)
郡 民 병원	군 소재지	약 50명	내과, 외과, 소아과, 산부인과, 피부가, 안과, 이비인후과, 실험실, 방사선과, 물리치료과, 결핵과, 1,2예방과, 구강과, 고려과 (계14개과)	100~150	앰브런스, X-선,현미경
理인민 병원	리 소재지	10명 이내	내과, 외과, 소아과, 산부인과, 고려과, 1, 2예방과 (계7과)	5~20	규모 클 때 X-선현미경
진료소	산업장, 농장 등	1~2명	없음?	1~2	청진기, 혈압기 등

※ 1개 또는 약 20개 군으로, 군은 약 10개리로, 리는 인구 약 1,500~5,000명임 출처: 『비교의료제도론』
, (아주남북한의료연구소, 2008), p. 32.

1000명~1500명의 리(동) 단위에 설치된다. 역시 병원장(진료소장) 아래 보통 일반과(내과, 외과, 소아산부인과 등)가 있고, 의사, 준의 간호원의 의료인력이 10여명정도 근무하는 치료기관이다.

북한은 1980년대 들어 리 진료소를 병원화한데 대한 지침으로 기존의 진료소단위가 의사 한 명과 간호원 1~2명 근무에서 나아가 기본과(내과 · 외과 · 소아산부인과 등)를 구성하고 1990년대에는 '무치리(無齒理) 퇴치운동'에 따르는 보철과 신설과 100% 입원해산을 위한 해산실 신설 비치도 하였다. 하여 농촌 리단위 진료소들에 전부 해산실을 꾸리고 자택해산 의료사고 근절을 목표로 내세우고 한곳에 모범을 창조하고 방식상학을 통한 RA 확산의 방법으로 추진하게 하였다. 다음 치료예방기관의 보건의료전달서비스의 기본물자관리를 담당수행하는 의약품공급소가 자리하여 중앙으로부터 郡급에 이르는 위에서 하부말단까지 수직으로 정연하게 체계화되어 있다.

의약품 공급소 북한의 의약품공급체계는 중앙약품상사에서 각 도 약품공급소로 1차 조달된다. 여기서 다시 시, 군, 의약품공급소로 또 각 병원, 리 진료소로 공급된다. 일명 위에서 아래로 공급하는 방식인데 이를 북한식으로 "대안의 사업체계"라고도 한다. 이 시스템에 의해 공급과정이 감독 · 관리 · 통제된다. 이러한 공급시스템은 우선 각 제약공장들에서 생산된 제제약품들과 북한이 우방국으로 맺어진 소련 등의 동유럽 국가들로부터 수입된 각종 수입약품들은 중앙(평양 보건상사)에 집결돼 통

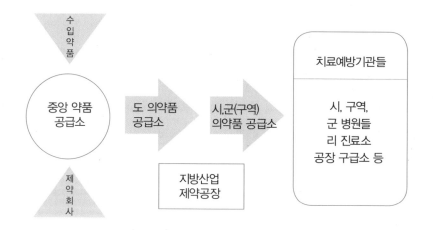

북한의 의약품 공급 체계

일적인 의약품배정계획이 수립되고 그 계획에 의해 아랫단위인 중앙 급 보건기관들과 각 도급, 약품공급소들에 공급되어진다. 이런 첫 공급과정 을 담당하는 중앙약품상사는 평양시 형제산 구역에 위치한다. 위 그림 북 한의 의약품 공급 체계는 탈북주민의 증언을 토대로 필자가 작성하였다.

중앙의약품상사로부터 공급받은 각 도 약품공급소들은 도(道)의 치료 예방기관들(도 병원, 도 위생방역소 등)에 공급되며 각 도에서는 아랫단 위인 각 시, 군(구역)의 약품공급소들에 공급하는 물이 흐르듯 위에서 아 래로 공급하는 시스템에 의하여 작동된다. 각 시군에 있는 약품공급소가 있어 일부는 병원에 공급하고 일부는 약국 매대에서 일반 약들인 해열 제, 소화제, 가정상비약, 보약 류 등을 판매하기도 한다. 각 치료예방기 관들은 시, 군(구역) 약품공급소로부터 약품을 공급받는다. 병원규모에 따라 중앙상사로부터 직접받기도 하도 道약품공급소로부터 공급받는 병원들, 군(구역)약품공급소를 통한 공급 등 다양한 루트의 공급방식들이 국내 치료예방기관들에 약품이 조달된다. 그러나 이 시스템은 1990년대까지는 순 기능을 하였으나 수입약품의 중단과 국내약품생산의 중단으로 인한 약품사정의 악화로 판매시스템은 마비되었으며 이 시기부터 북한은 약품고갈로 계획대로 의약품을 공급할 능력이 소실되었다. 의약품 매대는 폐문되고 오직 치료예방기관들에만 약품을 공급하고 있다. 그러나 북한에서 최근 2005년 들어 평양에 정성제약회사가 설립되고 스위스 합영 제약회사가 들어서는 등 위기탈출의 부단한 변화가 등장한다.

무상치료제

북한의 보건의료는 '무상치료제'를 사회주의 사회의 슬로건으로 삼고 1947년 1월 27일 무상치료제 실시를 선포한 데 이어 1956년 '전반적이고도 완전한 무상치료제를 실시할 데 대하여'를 선포하여 전반적인 무상치료제 실시를 진행해왔다. 1990년대 후반기 내외적인 변수의 여파로 인해 북한의 보건의료계는 파행을 겪으면서 변화(變化)와 퇴행(退行)을 번복하기에 이른다.

먼저 기존의 북한의 보건의료의 이론적 고찰로서 무상치료제의 기본을 이루는 의사담당구역제와 예방치료제, 그리고 주체의학 등의 기본 맥락들을 살펴보고자 한다.

북한의 보건의료가 일관하고 내세우는 구호는 '무상치료제'이다. '무상치료'에서 단어가 주는 '무상'은 실제로 '無償'이 아니다. 구체적으로 북한주민들은 사회보험비 명목으로 임금의 1%를 의무적으로 원천징수 당하고 있으며, 이러한 시스템에 의하여 마련된 재원이 무상치료, 무료교육으로 나타난다. 북한의 무상치료제는 진료비·약값·수술비 등을 국가에서 부담하게 되며, 그뿐만 아니라 요양·해산·건강검진·예방접종 등 의료봉사일체의 비용까지도 국가가 전액 부담한다는 내용을 담고 있다. 이에 병원을 찾아오는 환자에게 무료로 약 처방과 진료가 진행된다. 북한은 건강보건에 대한 보편적 권리를 담보하고 완전하고 전반적인 무상의료서비스를 제공하는 정책으로 추진하였으며 1980년 4월 3일에는 「인민보건법」을 선포하여 더욱 공고히 하였다. 이러한 북한의 '무상치료제'는 '의사담당구역제'와 '예방의학', '주체의학' 등에 의하여 관철된다.

다음 쪽의 표에 무상치료제의 기원과 전개와 진화과정들을 사회적 배경과 함께 살펴보았다.

무상치료제는 초기의 태동기를 거쳐 성장기와 성숙 완비기를 경과하면서 지속적으로 진화되어 왔다. 그러다가 90년대 이후 들어서는 유착상태로 마비·쇠퇴기가 진행된다.

사회주의국가의 보건의료는, ① 포괄적이고 양질의 보건의료, ② 수혜대상의 보편성, ③ 국가에 의한 단일의 통일된 서비스, ④ 무료서비스 ⑤ 광범위한 예방의료, ⑥ 보건서비스에 대한 노동자의 참여 등을 주 내용으로 하고 있다. 인민보건법 제1조에 인민보건사업은 자연과 사회의 주인이며 세상에서 가장 귀중한 사람의 생명을 보호하고 건강을 증진시

무상치료제의 기원과 과정

구분	연대	시기	사회-경제	정치-사회계	무상치료제 도입 수순
태동기	1945-1956	해방전 후	47,48 1개년계획(2차) 6.25전쟁 전후복구건설 반세반봉선 민주주의혁명	창당, 건국, 건군, 당1,2, 3차대회	1946.3사회주의 보건법 1946.12' 무상치료제 실시할데 대하여' 발표 1952.국가사회보장에 관하여 52.10'전반적 무상치료제실시할데 대하여', 1956.3차당대회 언급
성장기	1957-1970	5개년계획 1차7개년 계획	천리마대 고조운동 의기초건설, 공업화(경제, 국방, 병진노선)	당4,5차 대회	1957.보건제도수립언급 1960. 2 '완전하고 전반적인 무상치료제를 실시할데 대하여채택 이 시기 '정성운동' 발기 확산
완비기	1971-1985	6개년계획 2차7개년 계획	3대혁명 소조운동 사회주의 완전승리	사상,기술, 문화의 3대혁명. 6차당대회	1972. '사회주의헌법'서 무상치료제를 공민의 권리로 규정 1980.04 '인민보건법'채택
마비기	1990-현재	3차7개년 계획	3대혁명붉은 쟁취운동	동구권 붕괴. 김일성 사후	식량난, 경제난의 연속으로 의료난 무상치료제의 마비, 붕괴

키며 그들이 사회주의 위업수행에 적극 이바지할 수 있게 하는 보람차고 영예로운 사업이라고 규정하며, 조선민주주의 인민공화국 사회주의헌법 제56조에는 전반적 무상치료제를 더욱 공고히 발전시키며 예방의학적 방침을 관철하여 사람들의 생명을 보호하며 근로자들의 건강을 증진시킨다고 언급하고 있다. 이와 같이 북한이 초기부터 제시하고 견지해 온 무상치료제는 북한사회를 대표하고 대변하는 주민건강을 아우르는 보건사회의 전반적 맥락을 가늠하고 살펴보고 진단하는 의미가 있다고 할 수 있다. 이러한 북한의 무상치료제도는 의사담당구역제, 예방의학, 주체의학을 통해 실현된다.

'의사담당구역제'

'의사담당구역제'는 의사들이 일정한 주민주거지역을 담당하여 주민들의 생명과 건강을 책임지고 돌보는 시스템(Section doctor system)이다. 이에 대하여 북한의 인민보건법(제28조)은 "국가는 의사들이 일정한 주민지역을 담당하고 맡은 구역에 늘 나가 주민들의 건강상태를 돌보며 예방치료사업을 하는 선진의료봉사제도인 의사담당구역제를 공고 발전시킨다."고 언급하고 있다. 북한의 의사담당구역제는 특히 성인의 경우 거주지를 기본으로 하는 「거주지 담당제」 형태와 생산 활동 단위를 기본으로 하는 「직장담당제」 형태로 이원화되어 편의에 따라 합리적으로 이용할 수 있도록 이중등록제 형태로 운영하는 것을 원칙으로 한다. 이는 1990년대 초반 들어 '호담당구역제'로 세분화되고 승화되어 주민들에 대한 담당관리제의 효율적인 내실화에 노력을 기울여왔다.

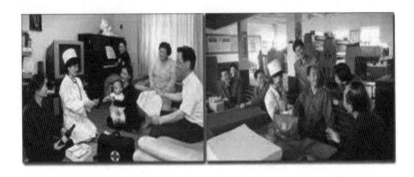

북한의 의사담당구역제

또한 의사담당구역제는 일제시기 위생경찰의 임무에도 반영돼 있는 것으로 일제시기의 보건위생개념의 긍정적 계승이라 할 수 있겠다. 북한은 해방 후 의사담당구역제의 전반적인 실시와 전개에 부응할 의료인력의 부족을 극복하고자 인력양성사업을 꾸준히 추진시킨 결과 현재 보건일군은 약 30만명으로 추정된다.

OECD/WHO보고서(2012)[33]에 따르면 북한의 의사수는 인구 1,000명당 3.3(2003년)명으로 OECD 평균 3.1명보다 높으며 아시아 22개국의 평균 1.3명보다 높은 수준이다. 이는 의사담당구역제 실시를 위해 북한이 보건의료인력을 초단시간 내에 대량으로 육성하였음을 시사한다.

지속적이고도 꾸준한 의사담당구역제의 생활력은 경제난이 악화된

33) 1914.11.총독부령103호 발포—공의규칙—4조" ① 전염병예방 ② 지방병의조사 ③ 종두실시 ④ 학교위생 ⑤ 공중위생 ⑥ 예기, 창기, 작부의 건강검진 ⑦ 시체검안 ⑧ 행려병자와 빈민환자의 치료 ⑨ 공중위생상의 특령" 등이다. 홍순원, "경찰위생제도의 수립", 『조선보건사』, (평양: 청년세대, 1989), p. 284.

90년대 이후에서 최근 현재까지도 그 기능이 상실되지 않고 작동하는 시스템이라고 2015. 05까지 근무한 의료인은 증언(H6)하였다. 의사담당 구역제의 운영단위는 행정 경제단위와 일치하도록 되어 있다. 즉 도시에서는 시·구역병원과 그 아래에 있는 종합진료소들이 의사담당구역제의 기본단위이고, 농촌에서는 군(郡)병원과 공장 진료소들이 의사담당구역제 실시의 기본 하위단위가 된다.

예방의학

북한은 사회주의 보건의료의 기본은 예방의학이라고 주창하는 바 인민보건법 제3조는 "사회주의 의학에서 기본은 예방의학이다. 국가는 인민보건사업에서 사회주의의학의 원리를 구현한 사회주의 예방의학제도를 공고 발전시킨다"고 규정하고 있다. 예방의학은 1957년 이후 '사회주의 보건제도'의 수립에 즈음하여, 보건정책 집행에 있어 예방 의학적 방침과 대중 참여의 원칙을 표방하면서 정책집행의 우선 순위로 두게 되었

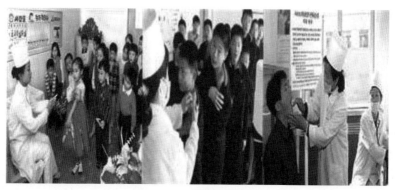

북한의 예방의학제

다. 북한은 전 주민에 대한 예방접종을 대부분 실시하여 전염병의 발병과 유병율을 없애기에 전심해왔다.

북한에서는 7.6/1,000명의 수치로 높은 예방접종 수준(82% DPT3)을 유지하고 전문 조산사에 의한 분만률(99%)이 높은 보고(보건복지부, 2008)가 있다. 예방의학의 구성요소는 예방접종괴 위생선진, 진염병역학사업이 포괄된다. 여기서 전염병역학사업은 담당구역(담당인민반 등) 내의 주민들의 역학관리를 위주로 하는바 전염병예보가 있을시 주기적으로 담당주민들의 역학조사에 동원되기도 한다는 것이다. 예를 들면 원인모를 유열자(有熱者) 발생시 최근 여행기록 조사와 음식섭생, 관련주거 인물접촉 등 면밀한 역학조사도 담당의사의 임무이다.

전염병역학통보가 나면 일단은 보건일군들에겐 비상이지요. 자기 담당구역 관내에서 의진자가 나오면 임상비판감이거든요.⋯ 하여 우리는 집에서 발편잠을 못자요. 우선은 하루에 1회 이상은 담당구역에 나가서 가가호호마다 방문하며 요해하죠. 외부여행자의 유무, 그리고 유열자조사 등⋯ 하여 우리는 어느 집에 숟가락 몇 개 있는 거까지 모두 파악하고 있죠.

⋯

병원의 중환자가 제기돼 담당구역사업이 어려울 시에는 담당인민반에 이미 임명되어 정해진 위생반장을 통한 통보체계를 이용해 日보고체계도 활용하였죠. (K1 증언)

예방의학제에서 예방접종이 또한 중요한데 이는 집단단체들인 탁아소, 유치원, 학교 등의 위생초소들에 의하여 집행된다. 탁아소, 유치원, 학교 등은 준의사 이상 보건일군이 상주하는 '치료예방실'이 존재하며, 평양시를 비롯한 주요 道와 소재지들의 소학교들에는 '꼬마병원(한국의 양호실)'에 보건일군이 근무하는 형식의 담당제이다.

병원들에는 접종과가 설치되어 접종의사와 접종준의 등이 있어 시기별, 연령별, 병류별 등의 층위별 각종 예방접종을 담당하고 관리한다. 매 병원의 접종의사들은 출산 후부터 취합관리되는바 이들은 월령별, 연령별, 성별 등으로 분류돼 시기별 예방접종(BCG, DPT, 소아마비 등)들의 단 1회의 누락도 없이 진행해야 함을 의무로 하고 있다. 이에 대한 감독 통제로 관리는 상급기관인 위생방역소에 의하여 진행된다.

주체의학

북한에서 '주체의학'은 일명 고려의학으로 불리운다. 고려의학은 원래 김일성의 항일시기에 천연자원에서 출발하여 일반화된 의학으로 '민간요법'이라고 통용되었다. 이는 해방 후 처음에는 남한과 같은 한의학이라는 용어로 통용되어 오다가 동의학으로 개명되었으며 1990년대 초반부터 '동'자를 '고려'자로 교체지침에 따라 개칭되게 된다. 이렇게 하여 각 병원들은 동의과에서 고려과로, 동약은 고려약으로, 각 의학대학의 동의학부는 고려의학부 등으로 개칭된다. 또한 사리원 동약전문학교에서 사리원 고려약 단과대학으로 나중에는 장수약학대학으로 변신하게 된다. 단 고려를 주관하지 않으나 함흥약학대학은 1994년도에 고려를 붙여 함흥고려 약학대학으로 개칭되었다. 이 시기에 북한은 개성의 박물관에도 고려성균관이라 개칭하는 등 고려민주연방공화국논에 부응하는 '고려'자의 일반화로 단군민족을 과시하고자 한 의도가 엿보인다.

북한의 고려의학은 1980년대 이후부터 활성화할 것이 강조되며 이는 1990년대 후반기의 '고난의 행군'시기의 의료부문의 위기대응의 출구전략으로 부상한다. 부족한 의약품 해결을 위해서는 80%가 산으로 되어있는 자연환경을 활용할 것이며, 양의사들도 부족한 양약의존성만 고집하지 말고 환자치료에 고려치료로 침, 뜸, 부항치료(대체의학)를 70% 도입할 것을 강조한다.

의료인들에게 있어서 한해에 2회의 대 사상투쟁회가 진행된다. 이를 624교시총화'라고 하는데 여기서 90년대 후반 96년도라고 생각된다. 이시기부터는 순수 고려진료 70% 배합진료가 주 투쟁대상이었어요. 이를 위해 상부의 검열대가 병원에 파견돼 일체 진료차트(병력서)요해와 처방전검열을 선행하

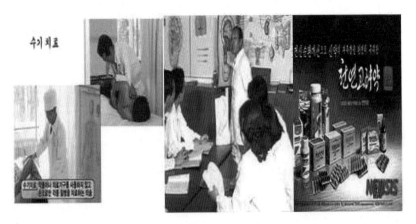

북한의 고려의학

여 자료 수집하죠. 이 수집된 자료가 상부에 취합돼 보고 자료가 되는 거죠.
(C1 증언)

이와같이 북한의 보건의료의 무상치료제는 의사담당구역제와 예방의학, 주체의학들로 구성되어 상호보완의 의미를 가지고 의료서비스전달에 주력하였으며 이는 또한 사회주의체제수호의 추진모터로도 활용되었다. '년대 위기' 대책을 위해 북한은 주체의학—고려의학을 그 위기의 대응 수단으로 삼았다.

정성운동

북한이 주장하는 보건의료는 보건일군들은 "의사가 되기 전에 공산주의 혁명가가 되어야한다", "환자의 아픔을 나의 아픔으로!"라는 구호 하에 주민들의 건강을 돌보는 것을 혁명가의 본신임무로 여기며 보람과 긍지를 지니는 것을 본분으로 삼게 하였으며 보건의료인들 속에 이를 핵심으로 하는 '정성운동'을 전개하고 추진하였다. '정성운동'은 1960년 대 초부터 김일성의 발기로 시작된 보건일군들속에 널리 알려지고 끊임없이 전 당적, 전국가적인 사업으로 전개되고 확산되었다.

'우리는 지금 가는 곳마다에서 보건일군들의 아름다운 소행에 대한 감동적인 이야기를 들을 수 있으며 이르는 곳마다에서 공산주의의 붉은 꽃을 볼 수 있습니다. 어떤 병원에서는 의사들이 자기 살을 떼어 환자에게 붙여준 사실이 있는가 하면 또 다른 곳에서는 의사들이 자기의 뼈를 깎아 내여 환자의 병을 고쳐준 일도 있습니다. 평양시 당위원장의 보고에 의하면 적십자병원 안과에서는 앞 못 보는 수백 명의 사람들을 치료하여 눈을 뜨게 하였다고 합니다. 이것이 얼마나 아름답고 기특하고 훌륭한 일입니까! … 의사가 환자에게 자기의 살을 떼어주거나 뼈를 깎아주는 것과 같은 일들은 결코 간단한 일이 아닙니다. 인민을 위한 사랑이 높지 못한 사람이 일시적 흥분에 의해서나 가식으로써는 절대로 그런 행동을 할 수 없습니다. 더욱이 한 두 푼의 월급이나 밥벌이를 위하여 일하는 사람들과 부르주아적 인도주의 사상을 가지고 있는 사람들에게는 그러한 생각조차 나올 수 없습니다. 오직 인민을 위하여 충실히 복무하려는 사상으로 철저히 무장되고 공산주의적 사상의식이 높은 사람에게서만 그러한 희생적인 행동이 나올 수 있습니다.' "보건일군들은 당의 붉은 전사가 되어야 한다," 『김일성저작집』15권, (평양, 1981)

북한의 보건일군들이 '환자의 아픔을 나의 아픔으로'라는 구호를 내걸고 침식을 현장에 옮기고, 환자의 머리맡을 지키며 환자를 내 가족처럼 보살피고 치료하여 사경에서 소생시키는 미담들이 사회적으로 정상화, 생활화되고 확산되었다.

북한에서 정성운동은 1960년대 북한에서는 전신 70%에 3도 화상의 방하수 소년을 기적적으로 살려낸 소행(병원의 의료인들과 이 병원에 실습 나왔던 17명의 함흥의학대학 학생들이 자신들의 피부를 떼 내어 소년에게 이식해 줌으로써 생명소생)이 1961년 2월 청년동맹 기관지인 〈민주청년〉에 실려 사회에 널리 알려지게 되고 같은 해 5월 7일에 열린 2.8비날론공장 준공식에서 김일성은 방하수 소년을 주석단 우에 안아 올리고 소년의 손을 높이 치켜 올리면서 그를 소생시킨 의료집단에게 '우리나라 사회주의 제도에서만 있을 수 있는 기적'이라고 하면서 이런 아름다운 소행을 전국적으로 일반화하는 운동을 벌릴 데 대한 과업 하달되었죠.

. . .

이때부터 온 나라에 '정성운동'이 보건일군들의 상징으로 자리매김하게 되는 바, 그 후 김일성은 1961년 6월 7일 전국 보건부문 열성자 회의에서 "보건일군들은 당의 붉은 전사가 되어야 합니다."라는 제목의 연설을 하는 등 정성운동은 자신의 뼈와 살, 피를 뽑아 환자를 소생시키는 치료행위 뿐이 아닌 무상치료제의 모든 영역에서 내면화하게 요구하였어요. (K1 증언)

우리지역은 탄광지역이라 자주 CO(일산화탄소)가스폭발사고가 났어요. 폭발사고가 나면 2도 3도 화상환자가 많이 생겨서 심한경우에 혼수상태에서 사망까지 이르죠. 탄광에 사고가 나면 군적으로 비상소집하여 그 병원(아오지, 고건원, 용북 등)에 달려가 화상환자들에게 피부이식술을 해주군 하여 우리 병원 보건일군들 허벅지가 성한사람 없죠. 저는 제 딸까지 따라와 피부이식술하기도 하였죠. 크게 칭찬받긴 하였지만 피부이식술은 우리 보건일군들에게 대수롭지 않은 보편적 사실인거죠. 그러나 정성운동으로 학습되지 않으면 전혀 불가능한 현실이죠. (K1 증언)

보건일군들은 새벽부터 담당구역사업에 동원되고 예방접종사업, 전염병시에는 또 역학조사사업 등 집과 병원일이 구별 없어요. 새벽에 밥 가마솥에 앉

혀놓고부터는 나의 집은 담당구역이나 다름없죠. 이 모든게 정성운동과 귀결되지 않고는 상상도 못하죠. 하여 저희는 어느 집에 숟가락 몇개 있고 누가 출가가고 누구네 집에 어느 친척이 다녀가고… 모르는게 없죠. (B3 증언)

1990년대 이후의 고난의 행군시기에는 전기가 끈기고 모든 시설이 가동중지 되었을 때에도 보건일군들은 정상출근 해야한다고 하여 낮에는 정상출근 하고요 퇴근하고 밤이면 자본주의(장사 등)하러 또 다른 직업에 매진해야했죠. 글잖으면 집식구가 굶어죽겠는데요.… 그럼에도 병원에 정전되어 소독시설 불가동이면 또 집에 갖고 들어와 밥솥에 넣어 100도씨에 30분이상 소독 해야 되죠.… 보건일군의 정성운동이 체질화되지 않으면 이 일을 누가 해요. (H2 증언)

하지만 1990년대 동구권의 붕괴로 인해 전반적인 수입약품이 전면적으로 중단된다. 이는 북한 보건의료부문에 큰 타격을 주었다. 여기에 북한내부의 자연재해에 의한 식량난, 경제난도 복합되었다. 이로부터 의사, 약제사들은 보건의료사업의 공적사업에 앞서 생계유지의 악조건에 부딪히면서 사적영역의 불안감으로 인한 원만한 병원근무에 한계를 가지게 되며 전반적인 북한의 보건의료계는 큰 혼란을 겪게 된다.

보건의료의
위기

북한의 '고난의 행군'시기는 북한보건의료의 무상치료제를 마비시켰으며 이는 보건의료계의 심볼로 되었던 보건일군들의 '정성운동'에도 심히 영향이 미쳤다. 1990년대 후반기 김일성의 죽음과 동시에 시작된 '고난의 행군'은 예고없는 보건일군들의 식량배급과 월급 중단으로부터 오는 생계난에서 출발하여 북한사회 전반을 휩쓴 경제난과 식량난의 영향에 이어 보건의료계의 의료난으로 나타났으며 그 여파는 역시 심각하였다. 보건일군의 생계난에 이은 병원을 비롯한 치료예방기관 전반의 정상운영을 저해시키는 현실적인 의료난은 나아가서 지속적이고 만성화를 극복하지 못하고 변화에로의 자발적인 진화에로 유입된다.

총체적인 경제난

1994년 김일성사망을 기점으로 공산정치의 배급제는 무너졌고 기업들은 하나 둘 문 닫고 줄 도산하였다. 식량에 이어 생필품의 단절 나아가서 주민생활의 빈곤화를 초래하였다. 황장엽 전 노동당비서는 1997년 말 무렵 기아에 의한 사망자 수가 약 240만명에 이를 것이라 추산하였다.

화폐교환시기(2009.12)부터 2010년 12월동안 시장 쌀값이 60배, 달러환율이 80배 폭등하였다. 이는 2011년부터 완화되기는 했지만, 2011년, 2012년 달러환율과 쌀값은 전년에 비하여 2.5-3배 정도 상승하였다. 2009년도 8월부터 2013. 7월까지의 북한시장 쌀값과 달러환율을 살펴보면 아래의 그림과 같다.

쌀 가격 동향

연도별	월급여(평균)	쌀가격	미달러 환산
2003	2,000	700	02년이전 280/1$
2010	2,000	1,500	1,500/1$
2012	2,000	5,000	2,000/1$
2013	2,000	7,000	3,000/1$
2015	2,000	6,000	3,500/1$

출처 : dayli nk 홈페이지

북한의 시장 쌀값과 달러환율(2009.8~2013.7)은 쌀값과 환율대조를 통한 하나만으로 북한의 식량위기의 생활고를 보여주는 당시의 생활현장의 바로미터인 것이다.

1998년 만성영양장애가 있는 아동의 비율이 60% 이상으로 유례를 찾

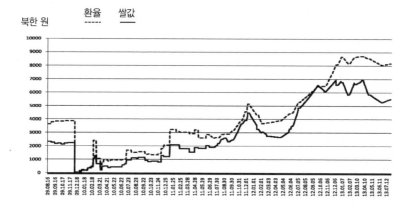

북한의 시장 쌀값과 달러환율

아보기 어려울 정도로 심각한 상황이다. 2000년 이후 조사에서는 이러한 영양불량 상황이 크게 감소되어 마치 영양지원사업의 효과를 반영하고 있는 것으로 보인다. 그러나 일부 연구자들에 의하면 1998년 조사당시 현지사정에 익숙치 않은 국제기구 인력들의 오해로 인한 산출이기도 할 것이다. 그러나 북한 어린이들의 영양불량은 매우 심각한 수준이며 2004년 조사에서 다소 감소하는 추세를 알 수 있다.

시기적으로 정확하게는 알 수 없으나 김일성 죽음(94. 07) 후부터 배급이 끊기고 간헐적인 월급 등이 지속되다가 식당문이 닫겼어요.… 결국 병원문이 닫긴 거죠. 게다가 전기도 없어 병실조명이 없으니 환자들은 병원에서 집으로 이동하고….

. . .

참 시기적으로는 많이 막막하였죠. 더도 말고 저희들은 병원숙직 근무시마다 검식(책임보건일군들 환자급식 전 선식(先食)때문에 간만에 이밥구경을 하면 전 집의 막내에게 가슴에 품고 갖다 주었는데요. 그마저 할 수 없게 돼 정말로 위기는 위기구나를 실감하게 되었죠. (L4 증언)

사회적으로 식량공급중단의 파장은 병원식당의 식량공급이 끊겨 식량창고가 텅비는 현상 즉, 병원환자 식사용 식당들의 폐문(閉門)과 동시에 병원 문 역시 폐문사태를 빚었다. 병원폐문위기는 식량난에 전력난까지 겹쳐 더 가세되었다.

병원환자호실의 조명은 물론 병원들의 모든 전기로 인한 설비가동과 소독시스템 등이 마비되어 보건일군들은 물론 병원과 의사들이 무용지물이 되었으며 환자진료의 기본인 초보적인 소독조차 할 수가 없어 개인 집에서 주사기 등은 밥가마(솥)로 소독하기까지 하였다. 전대미문의 식량난과 복합된 에너지난 등에 의한 생활전반의 참상이 정상운영을 마비시켰다.

의료인의 생계위기

1990년대 후반에 북한의 체제선전도구의 하나인 식량배급이 끊기고 생필품 부족 등의 생계난 속에서도 보건일군들은 사회주의사회의 보건제도를 고수하는 사업의 주력군으로 되어야 하였다. 보건일군의 첫째가 우선 정상출근인 바 월급과 식량배급이 전무한 상황 하에서 대부분이 여성으로 구성된 이들에게 가족의 생계유지의 전담까지는 역부족이었다.

보건일군들의 정상출퇴근보장은 가족의 생계 등 2중 3중고였다. 보건일군들의 급여는 제 1편 의사급수와 월급편(제1편 4장 자격부)에 언급되었듯이 다양한 급여기준을 내포하고 있다. 그럼에도 의사들은 2002. 7. 1 조치 이전에는 월급여액으로 쌀 2k밖에 구입할 수 없었으며, 7.1조치 이후에도 달라진 월급제도의 물가상향에 비교하면 月 급여로 일반 의사들은 쌀 1Kg도 구입할 수 없는 상황이었다. 아래에 1990년대 후반과 2002년도 이후의 일반의사(5급)의 월급명세표를 탈북의료인들의 증언을 정리하여 아래 그림에 제시한다.

7 · 1 경제조치 이전	7 · 1 경제조치 이후
1999년 8월 C4 월급내역	2012년 12월 C3 월급내역
월급여액 110.10 사회보험비 1.10 인체보험비 8.00(300원/3년) 실 지불액 101.00	월급여액 2,400 사회보험비 24.00 인체보험비 500.00(2만/3년) 실 지불액 1,876.00
공제내역 ○○모 사망부조 10.00 ○○부 사망부조 10.00 백두산밀영건설 지원 10.00 분쇄기 제작지원 20.00 고려약 도색류 10.00 ○간부대사 부조 10.00 보건과장 면회 15.00 검열대 식사대접 10.00 공제 계 95.00 잔액 6.00	공제내역 ○○모 사망부조 100.00 ○○ 결혼부조 100.00 사적건설 지원 200.00 과 부조 200.00 군당 휘발유 500.00 과 휘발유 500.00 기타 500.00 공제 계 2,000.00 잔액 -124.00
의사 월급명세표	

의사 월급명세표를 통하여 알 수 있듯이 보건일군들의 월 보수지불은 명색뿐이었지 이는 고스란히 공제내역으로 원천징수용이다. 회령시에서 2009년도에 탈북한 한 보건일군인터뷰에 의하면 보건일군들의 보수상황은 2000년 들어 7.1조치이후 교육 보건 분야 종사자(의사, 교원)들에 대한 배급과 월급을 건너 본 적이 없다고 한다. 이는 아마도 회령시가 3대장군(김일성, 김정일, 김정숙) 도시로 사려지는 특혜였으며 결과 식량공급과 월급을 단 한 번도 건너보지 않고 그 전에 은행에 묶이었던 잔액까지 다 찾아 썼다는 증언들을 통하여 북한정치의 특수성에 의한 특정지역(우상화현상)들의 몰아주는 특혜사정에 비롯되기도 한다.

월급은 그저 종이쪽지예요. 누구나 월급바라는 사람 없었죠. 단 월급명세서는 내 빚이 얼마나 되는가만 알뿐이죠. 결국에 부족한 자금은 환자들을 통해서 해결하는 거죠. 주로 담배나 여타 뇌물의 방법으로요. (H4 증언)

저희병원은 내가 탈북할시(15.10.)까지 월급은 꼬박 잘 주었어요. 그런데 제 월급(3급의사: 3,900원)으로 구입할 수 있는게 단 하나도 없어-쌀 1K도 못 구입하는액수인데요-그리 연연하지 않게 되요. 사회보험료는 1% 공제하고 인체보험도 액수가 많으니 많은 보험을 강요하여 들다보니 공제내역은 여전히 변함없었어요. (H6 증언)

이와같이 보건일군들은 악재중의 위기 속에서도 사회주의를 지키는 당국의 무상치료제 보건제도의 현상유지를 위하여 모지름을 쓰며 직권이 있는자는 직위남용의 이윤을 챙기는 형식으로 대응해왔다. 결과 북한의 일반주민들의 건강악화는 더 가중되고 보건의료계의 하강선은 지속적인 현재형인 실정이다.

의약품의 고갈

치료예방기관들에서 약품고갈현상으로 약품공급부족이 심해지면서 '진단은 병원 의사가, 치료약은 환자가 직접 구입한다'는 것을 원칙으로 삼고 모든 약을 환자가 직접 구해와야만 진료한다. 장마당에서는 각종 경로를 통해 유입된 약품들이 유통되고 있는데 중국반입경우가 많고 다음 간부용 뇌물로, 다음이 실무자들인 의사 간호원 등 보건일군들이 몰래 빼돌린 약품들이 다수였다. 북한병원약제사출신 의 증언에 의하면 1990년대 초반에 기존의 의약품공급양의 2.5t에서 20kg으로 1/100 수준으로 현저히 감축되었는데 이는 북한의 의약품 공급실태의 바로미터이다. 약품난은 의약품 뿐 아니라 의료용구와 의약외품(의료기구와 위생재료) 역시 마찬가지이다.

북한의 의료난은 90년대초부터 시작되었다고 봐요.… 아마도 동구권의 붕괴가 수혈의존적인 북한의 약품사정을 흔들었다고 봐요. 게다가 90년대 후반기 국내제약산업이 마비, 붕괴되고 보니 기본항생제인 페니싱과 마이싱공장이 생산을 멈추었죠. 약품공급에서는 큰 타격이었고… 하여 우리 병원은 기존의 약타는 날이면 2.5t트럭으로 하나 타고도 나머지가 있어 훗날 또 가져

와야 했는데요. 95년 이후에는 20k 배낭 하나가 한 달 공급양이었어요. (K7 증언)

뿐만 아니라 의료용 사무용품도 턱없이 모자라는 실정이었다. 병력서 용지와 처방전용지공급도 중단되어 병원 창고에 사장되어있는 1회용 처방전이 다시 출고돼 2회용으로 뒷면을 활용하고 또 다음 자구지책은 환자들에게 병원 내원시에는 종이를 지참하여야만 하는 현상을 강요하였다고 하면서 아래의 진술을 더하였다.

이 시기에 병원에서는 어쩌다가 일요일이 휴일이면 파지과제를 제시하여 5k 이상씩 바쳐야 하였으며 종합한 파지는 또 상급기관의 종이생산 방식상학에 참석하고는 그 모범을 확산하는 방법이라고 종이생산까지 하였죠.… 냉동시설이 없어 얼음생산용 열음까지도 해야 하였고요... 생각하면 그 때의 위기 타개 위한 사업들… 참 힘든 나날이었죠. (L2 증언)

이런 사정임에도 '자력갱생만이 살길이다!'라는 구호로 보건일군들에게 어려운 문제들을 모두 자체로 해결할 것을 지시하여 2중, 3중고의 담당자가 되어야 한다.

의료위기의 전염병 창궐

90년대 중반 이후 북한의 전염병창궐은 심각한 위기였다. 94. 10 콜레라(Cholera)는 전국 각지에 동시다발적으로 생겨 전염병으로 몸살을

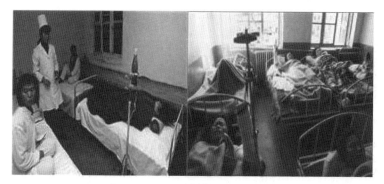

북한의 2차 진료기관 병원의 일반병실

앓았다. 전염병창궐은 가속화되어 장티푸스(typhoid fever), 파라티푸스
(paratyphoid fever)로 이어갔다.

> 94년 10월 함흥지역에서부터 역학고리가 시작되어 전국각지에 강타한 콜
> 레라가 겨울 들어 조금 소강상태인가 하였는데 다시 95년 봄에는 장티푸스
> (typhoid fever), 파라티푸스(paratyphoid fever) 등이 줄이어 온 나라가 전
> 염병역학 비상으로 아비규환이었어요.… 보건부문에는 역학비상령이 내려져
> 우리 보건일군들은 담당구역에 하루 1회 이상씩 나가야 했고요.… 여행은 금
> 지되다 싶이 부득이한 여행사유가 있을 때는 해당병원의 파송증을 가지고
> 상급 위생방역소의 위생통과증을 지참해야만이 여행증발급이 가능하였죠.
> (L2 증언)

이 시기의 전염병쓰나미를 생각만하여도 참… 길가에 넋잃고 앉아있는 사람
은 무조건 발진티푸스 환자이거나 그 후유증환자였죠… 발진티푸스환자들

은 후유증으로 심한 정신창란현상을 수반하였어요. 그 어느 티푸스보다 심각하였던 증상이 바로 발진티푸스이고 사망율도 높았죠. (C1 증언)

95년 전염병위기시 우리 보건일군들은 집에 퇴근하는 시간이 밤 10시였죠.… 담당구역 나가서 일일히 집집마다 외부출입여부와 여행자단속 등 그리고 유열자를 일별로 체크하다나면 밤시간 다가죠. 아마 그때 우리 담당관내의 20%정도는 유경험자였어요. 환자가 생기면 그 집 문에는 전염병확진자라고 검은 글씨로 크게 알려 출입자제를 강요하고 통제하였어요. (L4 증언)

나는 파라티푸스로 보름동안 곡물이라고는 하나도 못먹고 물만 조금씩 먹으며 겨우 열이 내리고 나니 광란적인 식욕으로 죽는 줄 알았어요. 96년의 파라티푸스는 악몽이예요. (파라티푸스환자 주민 증언 등)

이 시기를 경험한 보건일군을 물론 일반 주민들까지의 기억하기도 안좋은 불미의 추억이라고 기피하고자 한다. 이러한 90년대 후반기의 전염병사태는 오래전에부터 지속되어왔다고 하였으며 수년 전에는 옴으로 전국이 몸살을 앓았다는 중언도 있다. 옴(Scabies)은 옴진드기에 의한 매개체 전염이 주원인이었는데 이 역시 전국적으로 동시다발적으로 창궐하였음이다. 피부(Skin)접촉 전염병이라 집단주거지에서 번식율이 빨랐는데 학교와 군대, 합숙 등의 집단생활자들로부터 출발하여 병원 등지의 공공장소가 역할고리가 되기도 하였다.

우리지역은 탄광지역이어 탄광합숙생들로부터 옴이 발생하여 그 역학고리를 찾고 근절하느라 무지 애먹었죠. 이들은 밤마다 고질적인 소양감 때문에 수면을 취할수 없을 뿐이지 낮에는 멀쩡하여 병원 입원실에 격리호실을 정하고 격리해 놓으면 간호원몰래 도망나가 길가에서 적발되군 하여 간호원들의 日총화때마다 어려움을 호소하였죠. 이 시기에 보건일군들은 음성적으로 원내 뿐 아니라 임의의 장소에소도 일체 문손잡이를 손으로 잡지 말고 발로 여닫을 데 대한 교육을 주었고, 매일 문고리는 3회 이상 소독 정상화하였어요. (L2 증언)

1989년 홍역으로 시작된 북한의 전염병시리즈는 3일열의 말라리아(Malaria)도 에외가 아니었으며 지속적이고도 에측불허의 여러가지 전염병들이 속속 출현하여 보건일군들은 늘 비상경계 사태 속에 긴장상태를 늦추지 않고 생활하여야 하였다. 산발적인 전염병계주는 지속적으로 가속화 되어 2000년대 들어서도 홍역을 비롯한 성홍열 등이 출현해 보건당국의 역학비상은 늘 잠재하는 현재형인 것이다. 그러므로 북한은 전염병의 건강보균자, 병후보균자들이 늘 공존하는 바이다.

무상치료제의
변화성

위기대응을 위한 고려의학의 강화

북한 당국은 보건일군들에게 약초재배와 채취를 종용하며 80%가 산을 끼고 사는 유리함을 이용하여 동구권의 중단된 수입약품에 대한 부족함을 해결할 것을 강요한다. 하여 보건일군 일인당 약초캐기 및 재배과제가 주어지며 이는 보건일군들의 매해마다 필수과제로 제정되어 보건행정총화에 반영된다. 세브란스병원 국제의료센터장 인요한은 방북소감에서 '북한의 의사들은 전문가로서의 의사의 본연의 일만 하는 것이 아니라 의료용품 제작과 약초 캐기 등 환자치료를 위하여 온갖 허드렛일도 마다하지 않고 헌신적으로 봉사와 희생을 아끼지 않는다'고 피력하였다. 약초채취와 재배과제는 보건일군들의 어깨를 늘 내리누르는 중하였다는 증언도 있다. 훗날 시장가의 매매 활성화로 해결하기도 하였다. 탈북의

북한의 주요 약초매매가

No	약초명	단위	형태	가격(원)
1	창출(삽주)	kg	radix(根)	2,500
2	부채마	kg	radix(根)	600
3	고삼 (도둑놈지팡이)	kg	radix(根)	200
4	세신	kg	radix(根)	7,000
5	오미자	kg	fuructus(實)	20,000~8,000
6	황백피	kg	cortex(皮)	2,000~2,300
7	인삼	kg	radix(根)	7만(중국 매입자)
8	황기	kg	radix(根)	20,000
9	당귀	kg	radix(根)	8,000
10	천궁	kg	radix(根)	5,000
11	만삼	kg	radix(根)	20,000
12	도라지	kg	radix(根)	10,000
13	산사	kg	fuructus(實)	2,000~3,000
14	영실	kg	fuructus(實)	3,000
15	맥아	kg		3,000
16	대황	kg	radix(根)	4,000
17	인진엑스	kg	Ex	7,000
18	오갈피	kg	cortex(皮)	3,000
19	오갈피엑스	kg	Ex	8,000

료인들과 주민들의 증언을 토대로 위의 표에 시중에서 현실화되고 있는 약초매매가를 살펴보았다.

북한은 이 시기에 약초재배와 채취를 일반화 하였으며 이는 곧 상품화 되어 매매되었다. 보건의료인들은 약초과제에 대하여 산에 가서 힘들게 채취하여 과제수행에 내몰리는 방법보다 암시장의 구입으로 해결하는 수월한 방법을 선호하였다. 당국의 이러한 조치는 바로 시장의 활성화를 부추겼다.

국가와 정부의 강요는 바로 고스란이 환자들에 대한 진료행위의 세부담으로 투영되었다. 이는 훗날 약초의 매매가가 가격화되고 국규화되어 시장화로 유인된다. 이는 바로 식량난 이후의 북한 보건의료의 대표적 변화와 쇠퇴현상이다. 의사들은 비록 병원에서 합법적으로 공급받은 약품이라 할지라도 환자에게 공공연히 시장가격을 거론함으로서 가격지불을 간접적으로 종용하는 현상이 출현하고 지속한다. 이 당시의 의료용품의 매매가격을 탈북의료인 출신들과 주민들의 증언을 토대로 아래의 표에 작성하였다.

의료기구품 판매가격

구분	품명	시장가격	비고
1	청진기	15,000	중국산
2	혈압계	25,000	
3	체온계	1,000	

위의 표에서 보는바와 같이 청진기와 혈압계 체온기도 턱없이 부족하였으며 파손과 분실 등에 의한 보충이 어려웠다. 즉, 국가공급시스템은 마비되었어도 지하경제의 개인 시장경제는 눈에 띄게 그 코드를 맞추어 나가 그 부족을 채워주기도 한다. 이와 같은 국정가격을 추월한 시장가격의 만연화는 환자들로 하여금 의사의 1회 진료가격을 시사함으로서 즉 국가적인 무상치료제 개념보다 개인들의 열성도와 봉사성에 의한 신

세갚음 차원의 세부담들이 시행되는 의료서비스가 금액이나 물물(物物)에 의해 거래되는 시스템이 출현하고 진화된다.

의약품의 누수(漏水)현상

의약품의 UN지원은 열악한 북한실정에서 산소호흡기 역할을 놀았다. 특히는 1996년 이후의 전염병사태에 비상용의 광범위항생제의 공급은 사막의 오아시스역할을 놀았다. 그런가 하면 동시에 많은 누수현상을 산발한 비리와 남용의 온상으로도 되었다. 이런 현상의 또다른 표현은 시장화진입과 활성화의 일등공신이기도 하다. 누수현상의 유형은 권력남용 형과 생산단위 근로자 조절형, 도난절도 형 등 다양한 유형으로 나타났다.

권력남용의 누수현상

전술한바의 무상치료제를 비롯한 북한의 보건의료시스템과 운영맥락은 무상이라는 명색하에 1980년대부터 간부들만 치료해주는 '진료과'를 별도로 설치·운영하고 있어 간부와 일반주민들의 차별적인 의료 서비스를 받고 있는 것으로 제도자체의 양극화가 심한 제도로 부상한다. 1990년대 중·후반에 개시된 UN약품의 지원은 초기에는 평양을 비롯한 대도시들을 상대로 이루어지다가 UN사찰단의 모니터링 사업으로 북한전역에서의 원할한 공급이 이루어졌다.

1998년 8월경인데 갑자기 우리병원에 유엔 사찰단이 온다고 하며 들북아댔

어요. 청소해야 한다고 쓸고 닦고를 열심히 하였죠. 뭐 사찰한다나? 모두가 의 의구심속에 열심히 쓸고 닦고를 했죠. 일단은 외국손님이 오시니 우리의 위상을 높이는 차원에서 망신하지 말아야 한다고 근 한 주일 동안을 들볶아 댔죠.

・・・

정말로 그 사찰단은 노란머리의 여성을 단장으로 한 3인이 그날 아침 10시에 차를 타고 일행이 도착하였고, 유심히 병원의 빈창고들을 사찰하고 돌아갔죠. 그날 제가 숙직근무라 탁아소에 애 찾으러 갔는데 그곳도 오늘 사찰단이 다녀가 애들 명태국을 끓여주는데 먹여 보내라기에 여기도 우리 병원과 같았구나.

・・・

우리병원과 같이 식량창고를 깨끗이 청소하고 유리창으로 엿보니 마찬가지로 빈 기름통과 소고기통졸임통들이 줄비한 것 조차 같았어요.… 문제는 그 사찰단이 돌아간 후인 다음 달부터 저희병원에 UN약을 공급받았다는 거에요. (L2 증언)

공급유무의 부재는 여러 경로를 거쳐 전달되는 노상에서의 누수현상으로 하부말단까지의 공급이 전무하였던 것이다. 약품공급기관까지의 공급분에 한해서도 권력비리의 누수현상은 여전히 30~40%를 웃돌았다는 당시 군 약품공급소 직원의 증언도 있다.

생산 공급단위의 누수현상
생산 공급단위의 누수현상은 북한에서 원료부족과 에너지난 등의 경제난속에서 약품생산의 감소에 의한 생산자들 스스로의 발빠른 자구책이였다. 이들은 제약회사들에서의 충전작업 중에 원료와 생산품의 조절 등을 통한 자신들의 주머니를 챙기는 지혜로 답하였다. 이러한 맥락으로 병원을 비롯한 치료예방기관들에서의 누수현상도 마찬가지이다. 병원의 고가약들이 수단과 방법여하를 떠나 시장으로의 누수현상이 빈출한다. 또한 북한의 경제난의 생산중단에 의한 노동자들의 대비책도 누수현상의 유형이다.

노동자들은 적은 원료의 시범생산품에 대한 절도행위로 부족에 대처하였는바 제약회사들에서의 절도현상으로 항생제의 역가(fact)가 국규 이하되는 경우가 빈출하였다. 이러한 열악한 보건의료현장의 북한의 보건의료지표를 보면 1998년부터 2004년까지 8살 미만의 북한의 어린이를 대상으로 한 조사결과를 보면, 체적으로 만성영양장애와 급성영양장애는 그 평균값이 각각 62.3%에서 37.0%로, 15.6%에서 7.0%로 절반가까이 호전된 것으로 파악된다고 하고 있다.

도난절도의 누수현상

간부들을 비롯한 권력비리의 남용으로 대부분의 약품 이행경로를 의식한 주민들의 또다른 자구책으로 도난 절도행위가 출현하며 이는 UN 약품 창고뿐 아니라 4호물자창고 도난사고 등이 비일비재하였다. 이는 간부나 권력비리들에 대한 반발과 도전의 서민형의 한 방식이라고 볼 수 있겠다.

시장화는 북한의 보건의료가 부딪힌 전반적 위기의 출구가 되었는 바 이는 소비자 중심의 주민들에 의하여 자연발생적으로 출현하고 진화되었으며 보건의료부문에서의 시장화의 출현과 진화는 의약품의 시장출현이 시초가 되어 진료부문에서도 전이(Transfer)되어 확산되었다. 이러한 통제와 강요하에서도 시장화지향이 가능했던 것은 위기의 한계에 처한 보건의료인들의 자활사립석 의지의 반영이라 할 수 있겠다.

의약품의 시장화

북한의 보건의료의 위기는 초기 의약품의 부족으로부터 시작되었는 바 바로 이같은 위기를 시장이 재빠르게 대응하였는 바 의약품의 출현이었다. 1990년대 중후반부터 시작된 UN과 남한의 지원의약품은 시장을 통해 유통되면서 확산되었다. 2013. 05월 08일에 국회에서 있은 '최근 북한의 질병양상'의 통일의학포럼에서 서울대통일의학센터는 북한의 장마당 약구입여부에 대한 연구결과를 그림과 같이 발표하였다.

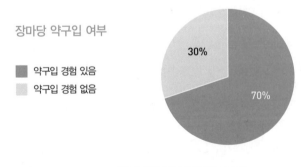

탈북민의 약 구입경로 요해

탈북자 인터뷰를 통하여 산출된 장마당 약구입의 70%는 의미있는 수치로서 대부분의 약 구입을 장마당을 통하여 이루어짐을 시사하는 연구이다. 북한의 의약품 시장출현은 초기 음성적인 방법에서 자행되었으나 후에는 전면적으로 일반화되고 대중화현상으로 확산된다. 그의 활성화현상의 표현은 전국의 약품 동일매매가가(남포와 청진을 아우르는 同一價)가 반증한다. 아래에 탈북의료인들과 주민들의 증언을 토대로 아래 표로 작성하였다.

UN 공급약품들의 시장가격 매매가(남포−청진)

No	약품명	단가/규격	용도	가 격(원)
1	Ringer	0.85%/500ml	Sap.	1,200(中)~1,800(국산)
2	Glucose	5%/500ml	Sap.	1,200~1,500
3	Glucose	20%/20ml-5A	Sap.	3,000~5,000
4	Penisilin	100만	Antiboditic	500
5	Streptomycinin	A	Antiboditic	600
6	Anticonseptive (피임)	30T	Wooman	600(中제)-1,500(UN제)
7	Loop	T(type)	Wooman	150(中)0-2500(UN)
8	Cohotrimoxasol	Tab.	Antiboditic	25
9	영신환	150T	Digestive	500
10	Revomicetin	Tab.	Antiboditic	70
11	정통평(中)	Tab.	Fever	20

12	Ampicilin	Tab.	Antiboditic	50
13	Mebendazol	Tab.	Anthelmintic	100
14	도쯔약 (이소+리팜핀 +Et+PA)	1Box	Antitu- borclosis	600
15	Isonizid(INAH)	Tab.	Antitu- borclosis	15

저는 우연히 청진 가게 되었는데 청진과 남포의 약가가 동일한데 놀랐어요. 그러니까 약 상인들의 유동이 활성화되었다고 봐야하는가, 여튼 그리고 나서 주변사람들과 물으니 전국 각지의 약가가 신통히도 동일하더라구요. (C6 증언)

이러한 의약품의 시장화와 비례하여 보건일군들은 의료행위의매매도 가능하였으며 이에 비례하여 보건의료의 시장화는 정착되어 갔다. 이것이 오늘날 시장화 이후 북한 보건의료의 변화의 핵심이라고 할 수 있다.

의료서비스의 시장화(새로운 의사-환자관계 출현)

1990년대 후반기부터 시작된 보건의료계의 위기는 보건의료인들의 '사회주의 전사'로서의 사명과 역할강화 등 이전시기와 다를바 없는 公私 집행자임을 요구한다. 이에 정상출근과 약초재배 및 채취 등을 통한 무상치료제 보급전수와 유지 등에 의한 당국의 강요로 인한 또다른 출구가 자연발생적으로 등장한다. 하여 보건의료계에서는 당국의 체제수호를 위한 조치의 출구전략으로의 새로운 의사-환자관계가 성립된다. 치료 예방기관들에서의 의사들의 합법적 진료행위는 지표별로 가격화(음성적에서 양성화)되어 만연화 되었다. 당국이 보건부문의 의료난과 보건일군들의 생활고에는 아랑곳없이 당의 '무상치료제'에는 손상이 있어서는 안 된다고 그들의 정상출근과 정상진료를 강요한다. 게다가 의료인들에게 부족한 의약품충당을 위한 산에 풍부한 약초재배 및 채취과제 등과 수시로 제기되는 사부담과제 등에 대하여 보건일군들은 부정과 반항보다 순종과 복종의 또 다른 출구를 모색하였는 바 바로 진료행위의 유료화지향이다. 결국에는 주민들의 댓가성 진료를 답으로 찾았다. 그림에 보는 바와 같이 RFA의 자료는 유엔지원 의료기구와 의약품들이 암시장에서 거래되고 있는 내용이다. 개인의사들은 어차피 이러한 암시장에서 구매하여서라도 환자진료에 임하고 있음이며 이는 현실에 따라 의사개인의 진료의술도 이젠 시장화되었음을 시사하는 바이다. 또한 초음파의사는 비록 道와 市급병원들에만 존재하지만, 이들은 일당보수가 담배 10여갑(담배1곽: 1,500원=3,000으로 의사월급 2,300원임을 감안)인 셈이다. 담배 10여갑을 시장가격대로 환산하면 의사월급 한 달분을 상회한다.

초음파의사 하면서 담배가 없이 오는 환자에 대하여서는 거절했죠. 북한사회에서 담배는 여행증이나 같은 원리이죠.… 현재는 환자진료에 있어서 담배가 필수품임을 누구나 알고 있는 상식이죠. (H4 증언)

아래 표는 탈북민과 탈북의료인의 증언을 통해 2013년 당시 수술을 비롯한 의료행위의 유료화 즉 시장화 현상을 정리하여 본 것이다.

X-ray의사로 재직 중에 담배없이 온 환자들은 기계고장 구실대고 안 해주죠.. 바로 뒤에 환자는 해주어도요.… 결국 필수품(비용)이 없어서 안 된다는 걸 알고 다시 가서 사가지고 오면 해주는거죠…처음에는 좀 미숙하였지만 현재는 노골적이어 누가 뭐라고도 안해요. (H3 증언)

치료행위의 시장가격화

지표	가격(북한: 원)	달러($)
진단서(3일분)	1,500~3,000	0.5~0.8
사회보장수속	60,000(眞환)~600,000(僞환)	17~200
충수염	50,000~100,000	15~30
제왕절개수술	55,000~120,000	16~32
정상해산	40,000~50,000	13~15
초음파 촬영	1,500-3,000(담배 한갑 상당)	0.5~0.8
X-ray	1,500-3,000	0.5~0.8
위절제술	550,000~120,000	16~32

또한 정상적인 해산은 4~5만원인데 해산환자 중 지불능력이 없는 환자 또는 미지불시에는 아무런 수혜도 없으나 웬만한 해산환자들은 준비품으로 4~5만원의 액수를 마련하고 해산에 임하게 된다. 해산환자들에 대한 수혜는 UN공급용 기저귀, 분유와 같은 유아용품과 여성용품 등이

다. 결국 유엔지원품을 합법적으로 병원을 통하여 의사에 의하여 구매하는 원리이다. 즉 외부의 지원약품들은 의료인들을 위한 생계용 물품이 되고 있다. 이는 보건의료인력들이 보건의료시스템의 구조와 기능을 공유, 공생하는 원리이다.

> 환자들도 이젠 다 알아요.… 뇌물없으면 의사들과의 해산(임출산)을 비롯한 모든 진료행위가 진행되지 않는다는 원리를요.… 산과환자들의 뇌물은 벌써 식량난초기부터 자리잡고 만성화된지 오래되었죠. 산과는 여성의원이라 임·출산이 기본인데 임신부터 일단은 순산을 위해서도 산과의사와의 긴밀함을 위해서도 뇌물은 필수이지요. 병원의사들 중 제일로 유력한 과가 산과이라고 하여도 과언이 아니죠. (C1 증언)

> 이젠 의사들에게 댓가 받는다고 뭐라하는 사람자체가 이상한거예요. 거의 보건부문에서는 그런 현상이 고착화되고 일상화돼있는데 굳이 그걸 가지고 이상 현상으로보는 자체가 이상한거네요 초기 형성될때가 아래 위에서 흉흉하였지 현재(15. 9현재 재북 병원의사)에는 그런 현상은 보편적이예요. (Y1 증언)

시장화의 의료현실은 산부인과 의사들속에서 가장 인기가 높다. 1990년대 들어 북한당국은 출산저조에 의한 인구감소를 의식하여 출산장려정책을 제시한다. 여기에는 하위내용으로 소파술과 중기중절술 등의 시술행위도 엄격히 통제하며 심지어는 산부인과에서의 고리(Loop)삽입도 자제하라는 세부적인 공문을 하달하였다. 이에 따라 일반 북한주민들은 소파술과 중기중절시술 1회 시에 의사에게 백미 5kg~10kg를 상납하는 것이 일반화되고 있다. 또한 특이한 것은 사회보장자 수속이다. 사회보장자 수속에서 진(眞) 환자도 6만원 정도의 뇌물이 필요하지만 한편 위환자(僞), 즉 거짓환자는 그보다 10배나 되는 액수를 지불하면 진단서 발급이 가능하다. 즉, 돈만 지불하면 어떤 불가능도 없다는 의미이다.

북한에서 사회보장 수속은 근로와 통제의 탈출구(脫出口)이기 때문이다. 이는 국가가 인정한 노동능력 상실자이므로 아무런 직장출근과 조직생활의 구애를 받지 않으므로 능력여하에 따라 누구나 이 수속을 받아 통제와 구속에서 자유해지고자 노력한다. 때문에 그 기본도구인 의사들의 사회보장용 진단서가 매우 유력하다.

> 우리병원은 간염환자를 위한 예방원인데… 만성간염진단서가 또한 북한사회의 특성상 사회보장 수속에 유리하죠.… 하여 우리병원에는 의료진이 30명도 안 되지만 가장 먹을 알 있는 수익성있는 병원이라고 하죠. (C2 증언)

이처럼 진단서발급은 사회보장수속의 경우 뿐 아니라, 일(日)진단서 발급도 가격이 정해지는 현상이 일반화되고 있다. 이에 의해 진단서발급 등은 3일분, 1인 의사권한 한도의 15일 진단서는 의사에게 적지 않은 소득이 된다. 한편 환자들은 15일이라는 시간을 벌어 장사이득금의 일부를 써서 진단서 발급에 이용한다. 결국은 뇌물의 가치순으로 진료순서가 정해지는 원리가 작동되는 셈이다. 이는 점차 진화되어 큰 병원 입원수속의 패키지화 등, 음성적인 의료행위의 유료화가 확산되고 만성화되는 현실이다.

이제는 평양시 병원들에서도 입원 같은 것도 의료진을 다 끼고 돈 내는 사람들만이 입원가능해요. 내 사촌동생이 적십자병원 있어 내가 알선한 사람들만 10명인데요.… 입원비로 1만원이 필수예요. (주민증언: 2013년 평양 탈북)

다음 '골방의사' 출현이 주목된다. 북한에서 해방 전부터 자행되어 오던 무자격 침쟁이들인 "뒷골방 의사"들은 해방 후 당국의 통제와 단속으로 음성적으로 자행되었거나 거의 음성화(陰性化) 되어왔다. 그러나 1990년대 후반기부터 다시 양성화(陽性化)되어 수면 위에 올랐으며 이는 더 노골화되어 의료행위와 치료사업이 진행된다.

저는 고난의 행군시기에 연로보장받고(퇴직) 집에서 휴식하였는데 오히려 병원보다 우리 집이 더 환자들이 복잡했죠. 병원가면 혈압은 커녕 체온 한번 제대로 못 재보는데 저는 체온계와 혈압계를 모두 갖추고 친절히 진료해주니 병원의 불친절과 형식적인 의사개인들보다 오히려 내게로 쏠렸죠. 또 이들은 하다못해 쌀 1K라도 들고 왔으니 내겐 생계용수단으로 많은 도움이 되었어요. (K1 증언)

1990년대 후반 이후에는 병원에 가면 의사들이 여러 가지 노동으로 인해 공석(空席)인 경우가 많고 또 치료받는다 하여도 의사들의 요구사항(사부담)도 많았다. 일반 주민들은 차라리 골방의사를 찾아가는 것이 더 효과적이라는 생각에서 이들을 선호하였다. 이 시기의 보건일군들에게 병원출근은 진실된 진료보다도 당국의 통제에 외용상 순종하는 출석체크명목이었으므로 환자진료에서 종전의 정성운동은 치례에 불과하였기 때문이었다. 병원에 가도 혈압기 체온계가 없어 1~2시간 앉아 기다리다가 장마당서 약 사서 먹으라는 말만 듣고 오시보다 차라리 골방의사를 선택하였다. 이는 혈압과 체온도 정확히 알 수 있고 또 친절과 책임성이 있어 좋았다는 북한주민들의 반응이다. 이와같이 보건의료분야에서 유료화의 의료행위는 주민들의 실질적인 진료수요로부터 등장하고 동시에 보건일군들의 유료공급이 있었기에 가능하고 자리잡아가고 확산되었다고 할 수 있다.

의료 시장화의 국가개입

북한에 대한 유엔을 비롯한 지원의 손길이 활성화되는 가운데 2005년 들어 평양에 정성제약회사가 설립되고 스위스 합영 제약회사가 들어서는 등 북한은 위기출구의 부단한 변화를 모색하게 된다. 이 시기부터 북한은 1980년대에 약품고갈로 문을 닫았던 약국제도를 다시 부활시켜 국가가 운영하는 국영약국이 등장하기에 이른다. 북한은 남북한 합작기업인 평양 정성수액공장 설립을 비롯하여 여러 가지 모색을 시도한다. 이 공장 준공식을 갖고 연간 5백만 병의 기초 수액제 생산에 본격적으로 들어갔다. 이 공장은 남측 우리민족서로돕기운동과 기아대책, 북측 민족화해협의회(민화협)과 정성제약연구소가 협력해 2003년 3월부터 2년여에 걸쳐 공사를 벌인 끝에 완성됐다고 언급한다. 여기서 중요한 점은 국영약국의 약가(藥價)가 일반시장의 장마당약가와 동일하다는 사실이다. 국가가 운영하는 약품시장으로 야매가격의 등장을 공식화하는 것으로 일반병원들에서의 약품을 비롯한 의료품들의 시장가격화가 규격화된다.

2006년도 경에 저의고장에도 국영약국이 생겼는데, 그 국영약국의 약가가 장마당 야매가(시장가격)와 동일했어요. 주민들은 시장상인의 장마당 약보다 국영약국의 약이 더 믿을 만하다고 거기로 사람들이 쏠렸어요. 결국에는 약 상인들이 울상이 된거죠. (H4 증언)

결국에는 시장상인들의 암시장 가격을 국가가 인정하고 상행위를 국가가 벤치마킹 한 셈이 되었다. 다만 민가에서는 국영약국의 약품에 대한 신뢰도 때문에 국영약국 약품의 구입을 선호하는데 이는 국가적인 의약품의 상행위를 활성화시키고 정착시켜나가는 근간을 이루어내게 된다.

지난 2004년 9월 스위스기업과 공동으로 '평스제약합영회사'를 설립하고 의약품을 제조하기 시작한 북한. 지난 2006년 개선문 근처 북새거리에 '모란봉 약국'이 처음 문을 열었고, 대동강 외교클럽 인근의 '강안 약국', 류경호텔 인근의 '보통강 약국', 적십자병원 인근에 '남신 약국'등이 있으며… 평양시 중구역에 하루 24시간 영업하는 '대동문 약국 체인점'을 열기도… 평스제약은 약사들이 평양의대나 김일성대학 출신 여성들이고, 영어, 러시아어, 프랑스어를 할 수 있는 약사들도 있다. 이 약국들은 평스제약이 자체로 생산한 의약품과 수입 의약품을 합해 모두 380개를 취급하고 있고, 흔히 발생하는 질병의 85% 이상을 치료할 수 있다는 게 평스제약의 설명이다.

평스제약은 스위스 기업과 조선(북한) 보건성 산하 평양제약공장이 공동 투자한 회사로 2004년부터 평양 내 9개 약국을 열어 의약품을 생산, 판매하고 있으며 이중 한 곳은 24시간 영업하는 곳으로 기존 국내 의약품 외에도 스위스를 비롯해 러시아, 베트남, 인도 및 일련의 국가들이 제조한 의약품 구입이 가능하다고 한다.

> 2006년도에 전국각지에 새로 생겨난 국영약국은 국가가 운영한다는 명색뿐이지 '능력있는 업주(약국장)'는 의약품의 국영공급보다 수완껏 수단방법에 구애 없이 의약품을 구입하여 수회의 회전율과 마진율을 통해 정해진 일정량의 국고납부액을 징수당하는데 어찌보면 국가가 장사를 하는 음성적 행위라고 해도 과언이 아니라고 볼 수 있죠. (H6 증언)

북한 당국이 이런 시스템을 도입하게 된 주 이유와 배경은 개인이 시장이나 자택에서 자행되던 의약품의 상행위를 근절하는 동시에 그로 인한 수입을 국가가 취득하려는 두 가지 목적을 이루고자 한데 비롯되었다. 이러한 의약품의 시장화 현상은 보건의료부문에 국한되지 않고 교육기관인 대학들에서도 등장하고 확산되었는 바 예하면 의·약학대학들에서는 기존의 농촌동원기간에 진행하던 약초동원대신 약초개인과제로 할

당하는가 하면, 가택방학일수 당 할당량을 주는 등의 북한사회의 보다 광범한 부문에서 다양한 유료화 방식이 출현(H4)하였다.

북한의 무상치료제에 닥쳐온 위기로 부터의 대안인 출구전략은 전 사회적으로 일반화된 시장화의 흐름을 빗겨갈 수 없은바 보건의료-무상치료제어 시장화에로의 노골적인 유안을 낳았다. 하여 위기로부터의 자연발생적인 수혜자-주민등은 새로운 의사-환자관계로 출현하였으며 당국은 이런 현상을 모르는척 눈감아주는 동시에 국가가 시장가로 운영하는 국영약국 등장시켰으며(2004년) 현재 전국적범위에서 적극 장려하고 있다. 이는 무상치료제의 변성-내용적인 유료화의 불가피성을 인정하는 꼴로도 해석되는바이다. 북한의 무상치료제의 음성적인 유료화의 등장과 만연으로 인한 일반화는 북한 입장에서는 부정시하고싶은 대목이오나 건강보험료의자본지향의 대한민국의 보건의료에 근접한 매우 매력있고 유익한 현상이라는 긍정적해석을 하고싶다.

이는 남과북의 통합의료로 고민하는데 있어서 흥미와 관심을 유발하기도 하는 여운이기도 하다.

03

하나 된 통일 조국의
통일보건의료를 위하여

하나 된
통일보건을 위하여

하나된 통일조국을 위하여 라는 문구를 적어보니 왠지 설레는 숨결의 진동 금할 수 없어진다. 북한에서 나서 자라 북한을 경험하고 한국에서 15년을 생활한 필자가 지금까지 어찌 보면 개인의 북한의 생활경험의 대부분을 회고해보지 않았을까, 하는 민망함 없지 않다.

돌아보면 남한출신 어머니를 지닌 '죄' 아닌 죄 때문에 유년기의 어느 시기부터는 제대로 하고 싶은 말도 못하고, 또 숨도 제대로 못 쉬고 살았던 것 같다. 그러나 지금에 와선 그 모두가 나의 인생에서 더 나를 굳게 하여 주고 타인이 보지 못하고 이기지 못하는 역경과 난관을 헤쳐가는 강한 면역과 인내를 배양하는 나름의 왁찐(Vaccin)과 영양제를 주사하였다고 고맙게 감수하게 되기도 한다.

이런 의미에서 나는 어머니로부터 2대에 이은 북한의 보건의료인으로의 양성과 그 운영을 돌이켜보는 북한에 대한 이야기, 바로 한국의 독특

한 통일운동이라고 자인하고 싶어진다.

그토록 어렵게 이루어낸 성취이고 자부이기에 새나라 – 한국에 와서 종신직업이 무효화되는 위기의 순간에 나는 무엇을 생각하였는가,

북한에서도 성분불량가족으로 낙인 돼 그 어렵다는 대학추천과 대학 공부를 해냈는데 왜 여기 남한에는 기회와 성공의 나라이고 자유민주주의 사회에서 내게 보이지 않는 유리벽에 과연? 내가 무엇을 서슴으랴.

이는 오로지 나의 의지에 달렸을 것이다.

무조건 해내야 한다. 죽을지언정 꼭 해내야 한다는 일념으로 35세이상자에겐 학비지원이 안 되는 조건, 연로하신 어머니를 모시고 두 딸을 부양해야 하는 악조건에서도 그렇기 때문에 해야 한다고,

처음에는 우려도 없지 않아 10~20대에나 공부가 재미있었는데 한국에는 고도로 더 발전된 학문을 40대인 내가 꽤 해낼수 있을까?

우려에 앞서 해낼 수 있다는 자신감과 해야 한다는 확신이 잠 못들게 하였다.

4년이라는 시간을 주독야경(晝讀夜耕)하면서 드디어 했다. 40대 끝자락에 대한민국의 약대를 졸업하고 면허시험 합격을 이룬 필자의 작은 성취, 여기에는 분명한 대한민국의 사랑이라는 바탕이 있었으며 또한 꼭 할 수 있을 것이라는 자신감 때문이었다.

이러한 필자를 키우고 만들어낸 대한민국의 사랑과 자신감은 곧 통일 대한민국도 만들어(生産)낼 수 있을 것이라는 광이한 확신이 본 고를 쓰는 전 기간 내 머리와 가슴을 지배하였다.

북한과는 절대로
섞일 수가 없을까

한국 입국 초기에 어머니의 강경한 요구로 서울대 의과대의 한 교수님을 만나뵈온 적이 있다. 그 석상에서 어머니는 '하나원 갓 나온 내 딸입니다. 북한서 약대를 졸업하고 병원약사로 10여년 근무한 바 있는데요. 한국에서 다시 공부할 수 없을까요?'

'이젠 내 나이 40이라 기억력도 희미하니 공부는 더 전혀 못합니다.' 단도직입적으로 잘라 부인하고 의자를 튕기고 도망나왔던 필자였다.

한 달, 두 달….

한 해, 두 해 시간은 사정없이 채찍하여 어느덧 공부를 해야 한다는 절박감에 자신을 몰입하고 힘든 약대공부를 40나이에 겁도 없이 시작하였다. 당시는 한국의 학계와 지인들의 북한의 의(약)공부에 대한 집요한 무시와 거부 등으로 북한의 물 분자식(H_2O)이 한국에는 다름(C_2O)으로 과한 공포가 지배적이었다.

그래도 죽기야 할까, 일단은 맞아보자, 시작이 절반이라 등교하여 공부에 진입하였습니다. 마치나 살얼음판 두만강 강가를 한 발 한 발 내딛던… 죽어도 복이고 살아도 복이라는 그때 그 심정으로 임하였다.

점점 시간을 경과해 가면서 북한과 하나도 다르거나 틀리지 아니함을 확인하게 되었습니다. 단, 40대의 기억력이 문제였지 학문에는 전혀 다름이 없었다. 지금도 세미나나 인터뷰상이면 늘 반복한다. 약학대학의 교재나 내용 등이 북한과 하나도 다른 것이 없었다고,

그렇지만 통일을 목전에 둔 이 시점에서 초기에 과대공포에 위축되어 2년이라는 시간을 허비한 후에야 결심하게 되었던 과거를 돌이키느라니, 어이하면 우리나라의 통일의식과 운동도 이런 관점과 자세로 유보되고 공포를 반복한다면 역시 2년이 아니라 20년, 200년이 더 길어질 것이다. 아픈 상처의 감내의 연속의 반복일 것이다. 물론 북한의 열악한 경제의 몰락이나 붕괴로 보건의료에서도 남한에 비할 바 없는 육안상 낙후는 부인할 바 없는 현실이다. 학계의 세계화(Globalization)의 시점에서 우리는 지구촌이 함께 과학을 연구하고 논의하며 함께 진화를 모색하는 마당에 북한도 예외가 아님을 인정해야 할 것이다.

문제는 함께하려는 마음이 중요하다.

우리의 그릇된 편견과 부정적 시각,

모든 사물과 현상에는 그에 기울여진 관심과 자세 그리고 긍정 마인드를 품고 있음이다.

한반도의 거대한 하나됨에도 긍정적인 관심과 자세와 노력 등의 동인들이 점철되어 간고한 시련을 품은 산물이 되어야 할 것이다.

북한의
교육실제를 통하여

지난해 7월 홍콩에서 열린 세계 제57차 수학올림피아드에서 은상을 받은 북한의 이모 군이 망명 신청하여 우리나라에 입국하였다는 소식이 전해진 바 있다.

만약 이모 군이 북한의 '무시되는 열악한' 교육 하에서 어떻게 세계적인 2위 권인 은상수상이 한 번도 아닌 3회나 가능하였겠는가. 이는 북한 교육에 과학의 컨텐츠가 살아있음이며, 따라서 북한의 교육이나 지식수준에는 유의미함을 시사하는 단편사례이다. 본 고를 통하여 독자들께 마냥 부족하고 아닐 것이라는 인식하의 북한의 의학교육에 어느 정도의 내용(Fact)과 현실(Real)이 존재함을 살펴보았다.

북한의 의학교육을 받은 의사진영이 우리나라의 면허를 취득하고 모대학병원에서의 인턴생활 중에 받은 응급실 스카웃(scout) 제의를 거절한 현실, 사연의 의사는 남한의 과도한 편견의식에 나름 어디까지가 내가 부족함일까를 알고 싶음이었다고 한다.

이는 북한 의대생들에 대한 남한사회의 편견의식과 부정시각의 아쉬움과 정정의식의 애절한 무언의 몸부림이었을 것이다.

이러한 본 고의 서술과 실제적인 현상과 여론의 반영을 취합하여 결론지어 아래의 몇 가지를 적어본다.

정치사상과목의 지양

본 고를 통하여 북한의 의(약)학대학에서 교육하는 교과목 비교에서 전반적인 북한의 의학교육이 남한과 대동소이(大同小異)함을 증명하였다.

다만 북한학제 교과목의 20%여의 정치사상성지향의 과잉배분이 있을 뿐이었다. 이는 북한사회의 특성으로부터의 긍극적으로 교육부분에서 시급히 지양하여야 할 부분이다.

통일 이후 이러한 과잉배분에 대한 해결은 가장 급선무라는 관점 하에 그를 보완할 수 있는 여타 교과목들에 대한 연구와 논의를 심화해야 할 것이다. 그 보완 교과목으로는 남한에서도 10%여로 다년간 다루는 윤리과목들도 긍정적으로 검토하는 동시에 다른 과학지식 교과목들에 대한 보강과목들도 긍정적으로 검토해야 할 필요가 제기된다.

심화수업과 실제를 위한 모색

대학 내의 군사훈련과 노력동원, 남한사회의 사고방식으로는 참 이해가 불가하나 북한인 누구라도 이 부분에 대하여 어이 해냈는지도 의문날 정도로 어느 하나도 빼지 않고 수학하였음이다.

이는 한국의 45분 강의제와 한 학기당 20여학점제를 북한교육(강의 90분제)에 대입하면 충분한 시간쟁취이다. 이 충분한 시간 내에 한국에서는 과외나 알바로 학비를 해결하나 북한에서는 그 시간이 충성노동으로 희사(喜捨)하는 격이다.

과학지식소유가 기본인 학생들에게 과도하게 행하여지는 충성노동과 훈육명목의 무상헌신이나 행태에 대하여서는 북한 사회나 체제가 안고 있는 단점이 아닐 수 없다. 동시에 단점으로 보기보다 그동안의 북한 당국이 주장하는 노동성, 집단성 같은 측면에 대하여 의료인의 관료화나 귀족화 등의 비판에 대처한다면 긍정적평가로 일축할 수도 있는 바이다. 이는 자본주의 사회의 대표성인 한국의 의사집단에 지배적인 수가제지향이나 최근 2018년도의 비급여진료 고수 등의 이권중심이나 일부의 비인간성의 행태들은 그러한 교육이나 훈육의 부족과 미흡이 안고 있는 한계일 것이라는 단견도 없지 않다.

이런 소견에서의 장단점을 안고 있는 노력동원과 군사훈련 등의 잠정적 감축을 통한 교육의 보다 합리적인 방법 모색이 참다운 교육실천의 실제가 될 것이다.

이와 같은 의(약)학교육에서의 노력동원과 훈육에서 배양된 '충성'과 '집단'성으로 북한은 보건의료인의 중요아이콘인 '정성운동'을 확산하고 대중화하는데 활용하였던 것이다. 이러한 의료계의 운동(Movement)을 통한 인민성은 보건의료인들 속에 적극 배양하고 지향해야 할 대목이라고 사료되는 바이다.

양적 우세를 질적 우세로

다음으로 북한교육의 최단점이 바로 양적우세 지향성이라고 본 아쉬움이다. 북한은 바로 해방 후의 의료인력 열세에서의 '무상치료'의 야욕실현 목표로 보건의료인력 대량배출로 출구전략을 세웠다. 하여 현재 아세아 국가들 중 인구 1만 명당 의사 수 평균 2.3명을 훨씬 추월한 3.3명의 기록을 자랑한다(WHO 2009).

이는 바로 교육형식의 다양한 방법도입을 통한 대량배출—다시 말하여 '수박 겉핥기식'과 '속전속결 학위장사'에 불과한 것이다. 이러한 교육과정에 대하여서는 북한 자신들도 인정하는 특설이나 통신, 검정 같은 돌팔이의사 양성에 대한 냉혹한 검토를 진행해야 할 것이다.

북한은 이러한 교육 과정의 실험실습시간이 따로 없는 실익이라는 점을 중시하였지만 어디까지나 학계의 학문중시를 논할 때 과학이론과 거리가 먼 실정에 따른 유형별의 현실에서 파생된 학문에 안주하고 실습으로 대처하기에는 너무도 무책임하고 값싼 학문이라는 점도 간과할 수 없는 부분이다. 이로부터 속성교육의 통신, 특설, 검정과정에 대한 지양을 주장하고 싶다.

교육의 진수는 불변하지만 교육의 방법론적 문제는 시기적으로 변해야 한다는 주지의 지론이다. 예하면 응급환자의 초기대응과 후속대응이 시기성에 따라 진화되듯이 북한이 내세운 초기의 의사대량배출방식은 지극히 수정하고 지양해야 할 부분일 것이다.

하나 됨이 정말 힘든 것일까

10년여 한국에서의 어려운 초기생활로부터 이젠 보건의료인의 대열에 들어서기까지의 참 많은 희노애락(喜怒哀樂)의 갈피들을 주름잡았다.

한국의 보건의료인으로서의 최근 3년 기간 동안에 왠지 남한의 의료인이 안고 있는 한계에 북한 의료인의 장점을 영입하면 참 멋진 산물이 되지 않을까 하는 조용한 바램도 왠지 없지 않았다.

보건의료(保健醫療)는 말 그대로 의술로서 건강보전을 도모함의 의미이다. 이를 지키는 의료인의 교육과 현재 북한의 변화된 보건현실에 대한 통일문제를 논의하는 과정에도 수많은 문제들이 잠재해 있음이다. 이는 단지 상이성보다 이타성의 우세 때문이라고 사료되는 부분이다.

대표적인 남한의 납북의대교수 김시창은 우리나라의 해방 후 신경외과계의 권위자로 서울여자의과대학 신경외과교수였다. 6.25때 납북되어 평양의학대학교수로 역임한 사례를 통하여 남한교수의 북한의 의학교육이 가능하였음은 말과 글이 같고 까닭에 풍습과 풍토 등의 유사성에 의한 공유가 가능하였음이었다.

그런가 하면 김현식은 북한의 김형직사범대학 교원신분으로 탈북하여 현재 미국의 예일대에서 교수로 재직 중(나는 21세기 이념의 유목민, 2007)이다. 이 상반되는 사례는 북한의 교육현실과 동시에 교육수준을 반증함이다.

또한 현재 묘향산 한의원을 운영 중인 박모원장은 청진의대 재학 중 탈북하여 남한에서 한의대공부를 마쳤고 박사학위까지 취득하는데 아무런 과학의 다른 잣대가 작동하지 않았음이라고 한다. 이는 그의 박사학위나 한의원운영에서 이렇다할 무리가 없음이었기 때문이다.

뿐만 아니라 한국의 현재 탈북자 출신 한의원장이 15인이 되는 시점에서 보건의료부문에 대한 일부의 배타적인 북한개념이야말로 뒤떨어진 사고와 견해임을 간과할 수 없음이다.

남북 간의 보건의료계를 통한 통일과 통합문제에서 중요한 것은 먼저 보건의료계가 안고 있는 권위의식의 지배적 우월감은 유감없이 내려놓아야 할 것이다. 그러나 이는 통일대의(大義)를 위한 소의(少義)에 불과하다고 생각된다. 의료인들의 이에 대한 유연한 자세의 내려놓음이 바로 통일을 위한 바른 자세일 것이다.

인정하고 돌아보기에는 너무나도 수많은 시간을 소모하였다. 늦었다고 할 때가 적기라고 이제부터라도 거두절미(去頭截尾)하고 과거의 한 강토, 한 민족으로 나아가서 과거의 나의 부모형제였다고 가정한다면 권위의식에 대한 우월감과 이권지향의 배타성이 과연 존재할까.

북한의 보건의료인의 교육과정과 내용고찰 그리고 현재의 북한의 보건의료－무상치료제의 변화에 대한 고찰은 어디까지나 상술된 내용들을 잠재의식한 전재에서의 서술이었음으로 하루속히 하나 됨의 간절한 개인의 일방적인 의견을 중시한 증언과 진술에 무게감이 쏠림을 아픈 마음으로 인정하게 되는 바이다.

북한의 보건의료의 시장화현상에 대한 진단과 전망

북한의 보건의료와 시장화 이후(1990년대 후반기) 변화의 현 실태를 살펴봄으로써 무상치료제의 유명무실화 현상과 그 추이를 진단하고 금후 남북한 보건의료계의 방향을 전망하고자 하였다.

오늘날 북한의 보건의료–무상치료제의 예상치 않은 변화는 수요와 공급의 단순한 경제원리에서 출발한 자본주의 시장경제가 낳은 산물이다. 경제위기에서 비롯된 부족과 공백에 대한 탈출구는 자생력이었다.

이런 자생력의 대표적 현상인 시장화는 북한 보건의료–무상치료제의 본질을 변형시켰다. 북한 시장화의 연장선상에서 보건의료 본연의 무상치료제의 변형은 북한 당국이 처해진 현재의 위기경제상황을 고려하지 않은 데서 외형상의 사회주의를 고집하고 주창한 데에 비롯된 사회주의 야망의 속빈 기형적 형태이다.

1990년대 중반부터 식량과 생필품, 의약품공급이 중단되면서 북한주민들은 보건의료에 대한 수요의 탈출구를 기존의 당과 정부에 대한 의존심에서 벗어나 시장이라는 구조와 기능을 통하여 자생적으로 해결하는 방식으로 바꾸어 나가고 있다. 이는 초기에 비록 음성적으로 진행되었으나 지속적인 경제기근과 마비의 만성화로 인해 거의 일반화되고 고착화되었다.

이렇게 등장한 북한의 보건의료의 변화추이를 아래와 같은 단계를 거쳐서 발전해 나가는데 이 과정을 요약하면 다음과 같다.

첫째로, 북한당국은 체제수호에만 역점을 두고 무상치료제를 고수하였으나 보건의료에 대한 자생적 수요를 막을 수 없었다. 북한 당국은 식량배급이 부실한 조건 하에서 정상출근에 그치지 않고 '자력갱생만이 살 길이다'는 구호로 복합적인 생활고와 난제를 외면하려고 하였다. 북한은 1990년대 초를 기점으로 닥쳐온 악재(惡材)를 인정하고 그 악재의 출구 전략을 혁신적인 개혁개방이 절실함을 무시하고 여전히 '사회주의 고수'라는 주장 하에 외부와의 문을 굳게 닫아걸고 내부적인 인간의 정신력으로만 해결하려 하였다.

둘째로, 새로운 의사-환자 관계의 등장이다. 생활고에 지친 보건일군 행위자들은 정부의 지시를 정면에서 반대하지 않고 표면적으로는 순응하면서 이면(裏面)으로는 환자들에게 대가성 진료를 요구하는 내용적 유료화 방식의 실리지향으로 대처하였다. 처음에 시장에서의 의료행위의 유료화와 약품매매는 비합법적이고 정교하게 음성적으로 등장하였으나 점차 무상치료제도를 넘어서 공급자와 소비자 모두에게 유효한 제도로 정착하기에 이른다. 약품이 노골적으로 시장에 등장하고 진료의 상행위 등은 다소의 잡음이 있었으나 시장을 통해 의료서비스가 필요한 수요자와 공급자가 만나는 약품 및 의료서비스 매매(賣買)시스템의 합리성은 무상치료제도의 허구성을 넘어서 현실적으로 작동하기에 이른다. 즉 환자-의사 간 새로운 관계형성을 도출하였다.

셋째로, 정부와 당국의 의료특권화 지시가 특권의 형성과 사회적 양극화(Polarizaition)현상을 부추겼다. 1980년대 이후 과거 의료의 선택권이 없고 일률적인 무상치료제에 의한 평등화 중심단계에서 의료의 선택권(간부특권에게만 주어지는 진료과)의 등장은 권력과 정치체제에 의한 빈부(貧富)의 양극화현상의 노골화이다. 장기적인 경제, 의료의 마비와 가역의 비가역현상으로 사회와 주민들 속에서의 자생력이 창출되어 자본주의 시장경제의 활발한 시스템의 작동으로 인한 부의 축적이 의료의 선택권(간부층을 탈피한) 즉 의사를 비롯한 행위자들의 필요에 의한 공급의 고리가 형성되었기 때문이다. 따라서 보건의료계의 변화는 단속, 통제되면서도 묵살되어 왔다. 또한 진화되어 왔다.

넷째, 의료약품의 시장가격화는 결국 국가가 내놓은 국영약국의 가격과 동일화되는 현상 즉 시장가격이 곧 국정 가격인 가격동일화현상이 출현한다. 보건의료 부문에서 시장가격과 국정가격의 동일화는 공식적인 북한의 보건의료의 변화로 시사하는 바가 크다.

다섯째, 그러나 북한 정권은 아직까지 표면적으로나마 즉 무상치료제를 유지할 수 있는 정치적 통제능력은 가지고 있어 전면적인 유상치료제도로의 완전한 이행을 부정하는 관계로 거리감이 있는 현실이다. 북한의 변화는 계획경제를 침식하고 당과 국가권력 주장의 무상치료제를 약화시켰다. 이러한 결과 국영가격화가 곧 거대한 국가적 의료시장을 등장시켰다

시장화과정의 보건의료의 변화는 곧 체제변화의 요소이므로 당국은 이에 대한 부단한 통제로서 상기의 이러한 대중화된 유료화 현상을 부정하려고 한다.

결론적으로 북한 당국은 시장화 이후 생겨난 북한보건의료의 유료화라는 근본적인 변화를 인정하고 무상치료제도를 내세워 은폐하고 부정하기보다는 그에 대한 긍정적인 검토를 통해 이를 공식 인정하는 것이

필요하다. 북한당국은 현 상황의 북한사회와 보건의료계의 변화현실을 직시하고 음성적으로 고착화되어가고 있는 의료현실에 대한 현실적 검토를 진행하여 의료행위의 유료화 현상을 과감히 인정하고 이를 양성화, 일반화하는 모델을 도출해야 할 것이다.

이와 같은 시장화 이후 북한의 보건의료의 변화는 북한의 탈 사회주의의 가속화현상이며 이는 나아가서는 미래지향적으로 남한의 건강보험료 지출 위주의 균형적인 통합의 남북간 보건의료계 모색의 시나리오를 디자인하는 데에도 도움을 줄 것이라 유추된다.

아울러 본 고를 통하여 인간의 생명을 보살피고 돌보는 비정치적인 보건의료부문, 의료분야의 과학기술부문에서 보다 정성적이고 올바른 이해와 인식을 도모한 하나의 조국—통일대한민국 지향의 가속화 되기를 간절히 소원하는 바이다.

1) 외,『북한교육 60년: 형성과 발전, 전망』(서울: 교육과학사, 2010), p.28.

2) 「신원조회보고서철」(1950), NARA RG242 SA 2011. box1066. item. 32.

3) 「교원이력서」(1946), NARA RG242 SA2005 box6. item.

4) "평양 의학대학 졸업식 거행," 『인민보건』(평양: 조선의학사, 1958.9), p.81.

5) "중기 인적자원 개발계획 조선민주주의인민공화국," (보건복지부, 2008-2010), p. 17.

6) "북한의 의료실태" (서울: 통일부 통일교육원, 2006), p. 20.

7) 김일성, "3대혁명을 힘있게 벌려 사회주의 건설을 더욱 다그치자," 『김일성저 작집』30권,(평양: 조선로동당출판사, 1985), pp. 112-113.

8) 백학순, 『북한 권력의 역사』(세종연구소: 한울아카데미, 2010), p.636.

9) 주병록, "학교내 민청사업에서 제기되는 몇 가지 문제," 『인민교육』(평양, 1948.2), p. 77.

10) 강근조, 『조선교육사』4권, (평양: 사회과학출판사, 1991), p. 252.

11) D. Lovin(1959), Soviet Education Today, 김용기 역, 『오늘의 쏘련교육』(서울: 신조문화사, 1964), p. 118.

12) 미셀푸코지음, 홍성민 역『임상의학의 탄생』,(서울: 이매진, 2006) p. 140.

13) 리남산, 앞의 책, p. 59.

14) "인민보건사업을 더욱 발전시킬 데 대하여," 『김정일선집』8권, (평양: 조선 로동당출판사, 1974), p. 129.

15) 김정일, "인민보건사업을 더욱 발전시킬 데 대하여," 『김정일선집』8권, (평양: 조선로동당출판사, 1974), p. 129.

16) 『김일성저작집』30권,33(평양: 조선로동당출판사), p. 239.

17) 승창호, 인민보건사업경험,(평양:) p. 45. 47.

18) 채태형 외,『조선교육사』4권,(평양: 사회과학출판사, 1991), p. 315.

19) 박형우, "북한의 의학교육 및 의사자격 인정문제"『대한의사협회지 제44권 제3호』, p. 248.

20) "평양의학대학 특설학부 제 1회 졸업식,"『인민보건』(평양: 조선의학사, 1957.5), p. 80.

21) (Большая медицинская энциклопедия. Москва, <Советская энцикло педия>, 1968-1980).

22) Jadeolot, Adresse a Nos Seingneurs de I' Assemblee Nationalle Sur Ia necessite et moyen de Perfectionner I' enseignement de Ia medecine(Noncy.1790), p. 7.

23) 『중기 인적자원 개발계획 조선민주주의인민공화국』(2008-2010), p. 11.

24) 『인민보건』(평양 조선의학사, 1958. 09), p. 81.평양

25) "북한의 의료실태"(서울: 통일부 통일교육원, 2003), p. 27.

26) 박상민, 남북한 보건의료 통합을 위한 과제와 방안,(서울대학교의과대학 통일 의학센터,2012), p.13.

27) OECD/WHO,『health at a Glance: Asia/Pacific 2012』, 2012.

28) 『김정일선집』8권, (평양: 조선로동당출판사, 1998), p. 192.

29) 『김정일선집』8권, (평양: 조선로동당출판사, 1998), p. 193.

30) 조선중앙연감』(평양: 조선중앙통신사, 1964), p. 221.

31) "보건일군 재교육사업을 성과적으로 추진시키자,"『인민보건』(평양: 조선의 학사, 1957.5), p. 80.- 272 -

32) 『중기 인적개발계획 조선민주주의인민공화국(2008-2010)』, p. 21. 위의 글, p. 35.

33) 박형우, "북한의 의학교육 및 의사자격 인정문제,"『대한의사협회지 제44권 제3호』p. 249.

34) 이철수 외,『대북지원NGO의 보건의료지원현황 및 향후 방향』(2008), p.228.

35) 리남산, 앞의 책, p. 221.

36) 『로동신문』(조선평양: 2012.09.25)

37) 정동규,『분단을 뛰어넘어』, p. 102.

38) http://bemil.chosun.com/nbrd/bbs/view.html?b_bbs_id=10044&num=50548

39) http://www.tongilnews.com/news/articleView.html?idxno=116814

40) 문옥륜,『북한의 보건의료제도 운용』,(아주남북한의료연구소,2001,8), p.37.

41) V. George, N. Manning 고영복 편역,『사회주의와 사회정책』,(서울: 정음 문화사,1989), 104쪽.

42) 박상민, 남북한 보건의료 통합을 위한 과제와 방안,(서울대학교의과대학 통일 의학센터,2012), p.13.

43) OECD/WHO,『health at a Glance: Asia/Pacific 2012』, 2012.

44) 이연숙·윤지현·심재은·장수경,『2006년도 서울대학교 통일학 연구사업비 지원 연구과제 결과보고서: 통일 후 어린이 영양정책수립을 위한 기초연구』(서울대학교 통일학연구원, 2007.11.30)

45) "북한주민의 건강실태", (서울: 민음사, 2007). p. 213.

46) http://www.voakorea.com/a/1746186.html(2016.11.6검색)